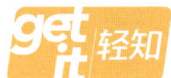

快乐空腹
从断食到复食

李融融 黄梨煜 主编
黄付敏 副主编

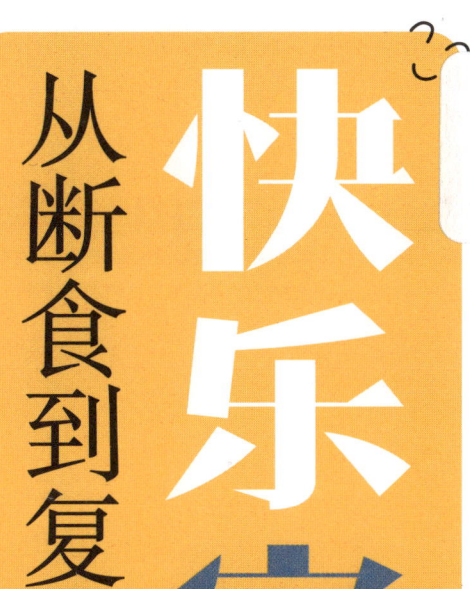

中国轻工业出版社

图书在版编目（CIP）数据

快乐空腹：从断食到复食 / 李融融，黄梨煜主编；
黄付敏副主编. --北京：中国轻工业出版社，2025.6.
ISBN 978-7-5184-5485-3

Ⅰ. R155.1

中国国家版本馆CIP数据核字第202588HV18号

责任编辑：赵　洁　　责任终审：高惠京　　　　设计制作：锋尚设计
策划编辑：付　佳　　责任校对：朱　慧　朱燕春　责任监印：张京华

出版发行：中国轻工业出版社（北京鲁谷东街5号，邮编：100040）
印　　刷：北京博海升彩色印刷有限公司
经　　销：各地新华书店
版　　次：2025年6月第1版第1次印刷
开　　本：710×1000　1/16　印张：9
字　　数：200千字
书　　号：ISBN 978-7-5184-5485-3　定价：58.00元
邮购电话：010-85119873
发行电话：010-85119832　010-85119912
网　　址：http://www.chlip.com.cn
Email：club@chlip.com.cn
版权所有　侵权必究
如发现图书残缺请与我社邮购联系调换
242081S2X101ZBW

序言

神秘的空腹世界
——诺贝尔奖得主的惊奇发现

在现代社会，生活的节奏越来越快，食物的供应也越来越充裕。我们开始习惯于从早到晚不间断地吃东西，从早餐、午餐到晚餐，再加上各类零食和饮料，空腹成了一种难得的体验。但你是否想过，这种"全天候进食"的生活方式，可能是许多健康问题的罪魁祸首？而一个简单的生活改变——空腹或断食，或许能让我们重新找回身体的平衡和活力。

近年来，关于空腹和断食的相关研究取得了令人震惊的成果，甚至获得了诺贝尔奖。2016年，日本科学家大隅良典因发现"细胞自噬"现象而获得诺贝尔生理学或医学奖。他的研究表明，当人体进入空腹状态时，细胞会启动一种"自我清洁"的机制——清除损伤和衰老的细胞成分，为身体注入新的活力。更早之前，比利时科学家克里斯汀·德·迪夫因发现溶酶体（自噬过程中发挥核心作用的细胞器）而获得1974年诺贝尔生理学或医学奖。

那么，空腹到底能给我们带来什么？首先，通过空腹，我们的身体能够启动自愈功能——修复细胞、增强免疫力、降低炎症，甚至抵御与衰老相关的疾病。此外，研究还表明，空腹有助于改善肠道菌群、稳定情绪、提升专注力，甚至激发创造力。空腹不仅仅是生理上的调整，更可能成为一种全新的生活哲学，帮助我们从内到外焕然一新。

当然，空腹并不是简单的"挨饿"。错误的空腹方式会带来潜在的风险，比如低血糖、头晕不适，严重的会损害健康。因此，我们要在科学的指导下，掌握正确的方法和策略，才能真正实现空腹的健康作用。

这本书将带你从科学的视角，全面了解空腹的奥秘。我们会从身体的代谢机制、细胞的自噬能力、免疫系统的提升、慢性炎症的缓解，一直到空腹对大脑、情绪的积极影响，逐一为你剖析。无论你是想通过空腹减肥、抗衰老，还是想提升专注力和创造力，或者只是单纯为了改善健康，这本书都将为你提供切实可行的方案。

在接下来的章节中，我们会详细介绍空腹的科学基础和潜在益处，帮你打破"空腹伤身"的误区，同时让你规避在执行空腹计划时常见的错误。你会了解到如何科学地规划断食周期，如何为断食做好身体和心理上的准备，如何通过饮食和运动协同提升空腹的效果，书中还会为你提供具体可操作的食谱和技巧。

需要特别说明的是，本书从科普角度介绍了6种断食法，其中"16+8"断食法对日常生活影响较小，比较推荐新手尝试。24小时断食法对身体要求比较高，不建议轻易尝试。

空腹不仅仅是一个生理过程，它还包含对生活方式的深度思考。通过空腹，我们可以重新认识"饥饿"，感受简单生活的魅力，找到身体与心灵的平衡。正如古人所说，"少则得，多则惑"，有时候，真正的健康和自由，来自学会"适度"和"舍弃"。

这不只是一个简单的健康尝试，而是一段探索身体潜力的旅程。无论你是想要健康的普通人，还是想寻求生活突破的探索者，这本书都能给你带来新的启发。

让我们从空腹开始，开启一段发现自我的旅程吧！

目录

激活潜力　空腹的防病抗衰作用 / 1

第一节　自噬的内在净化力——清除垃圾，焕然一新 / 2

第二节　通过空腹，甩掉赘肉——开启自然瘦之路 / 8

第三节　"三高"与空腹——少食不仅仅是减肥那么简单 / 11

第四节　空腹与肠道健康——少食后的减压＋修复 / 14

第五节　激活身体免疫防御系统——空腹是如何做到的 / 16

第六节　空腹的抗炎作用——远离慢性炎症 / 19

小专题　如何通过空腹预防神经退行性疾病 / 23

改变之前　断食前先远离空腹"错误姿势" / 26

第一节　先弄明白——"空腹""断食""节食"相似却不同 / 27

第二节　空腹的"宜忌人群"——我适合空腹吗 / 28

第三节　空腹不简单，避开误区才能为健康加分 / 30

第四节　断食多久才有效？找到属于自己的"时间密码" / 32

小专题　断食的周期性——给身体"开工"与"休息"的节奏 / 35

PART 3

开启改变　承上启下的空腹准备　/ 39

第一节　断食前的科学饮食原理——优化营养结构，逐步适应轻食饮食　/ 40

第二节　断食前的心理准备——调整心态，建立积极的断食预期　/ 42

第三节　断食前食谱推荐　/ 44

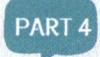　空腹与体质——针对不同体质的断食方式　/ 52

PART 4

唤醒身体　科学的断食法　/ 55

第一节　全球流行的 6 种断食法——探索多样化的健康之路　/ 56

第二节　"16+8" 断食法——科学高效的空腹核心策略　/ 62

第三节　断食期的食谱推荐　/ 66

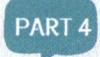　空腹的饮水法则以及断食期的饮品推荐　/ 80

安全复食 回归饮食的重要阶段 / 83

第一节　复食的关键步骤——断食后如何安全进食　/ 84
第二节　复食期的长期规划——饮食与健康的可持续恢复　/ 85
第三节　复食后的食谱推荐　/ 88
`小专题` 复食误区——断食结束后进食的常见错误　/ 107

持续改进 断食空腹的实践日记 / 108

第一节　断食日记指南——记录每次断食中的身体变化　/ 109
第二节　目标设定与达成——建立健康目标并追踪　/ 113
第三节　运动与空腹的协同——空腹期间的运动指导　/ 115
`小专题` 断食的生活化——如何让空腹成为日常习惯　/ 117

心灵对话　开启空腹与大脑的连接　/ 121

第一节　激发创意的饥饿感——空腹让人更清醒、更具创造力　/ 122

第二节　空腹冥想，让内心重归平静　/ 124

第三节　空腹的内在平静——重新感知慢节奏的生活　/ 126

`小专题` 空腹与情绪——藏在饥饿背后的情绪密码　/ 128

附录 1　常见断食法列表　/ 130

附录 2　断食周期食谱推荐　/ 132

附录 3　常见低 GI 食材　/ 134

附录 4　断食期推荐食材　/ 135

附录 5　复食期推荐食材　/ 136

PART 1

激活潜力
空腹的防病抗衰作用

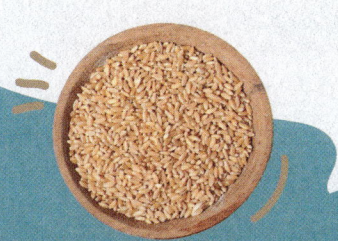

第一节
自噬的内在净化力
——清除垃圾,焕然一新

你有没有听过这个比喻:我们的身体就像一个忙碌的城市,每天都有无数的工厂在运作,如果工厂的垃圾没有及时清理,城市迟早会被"垃圾"淹没。这些"垃圾"就是老化的细胞、损坏的蛋白质和各种无用的代谢废物。那么问题来了,这些"垃圾"怎么处理呢?答案是——自噬,一种人体内置的"清洁工"系统。

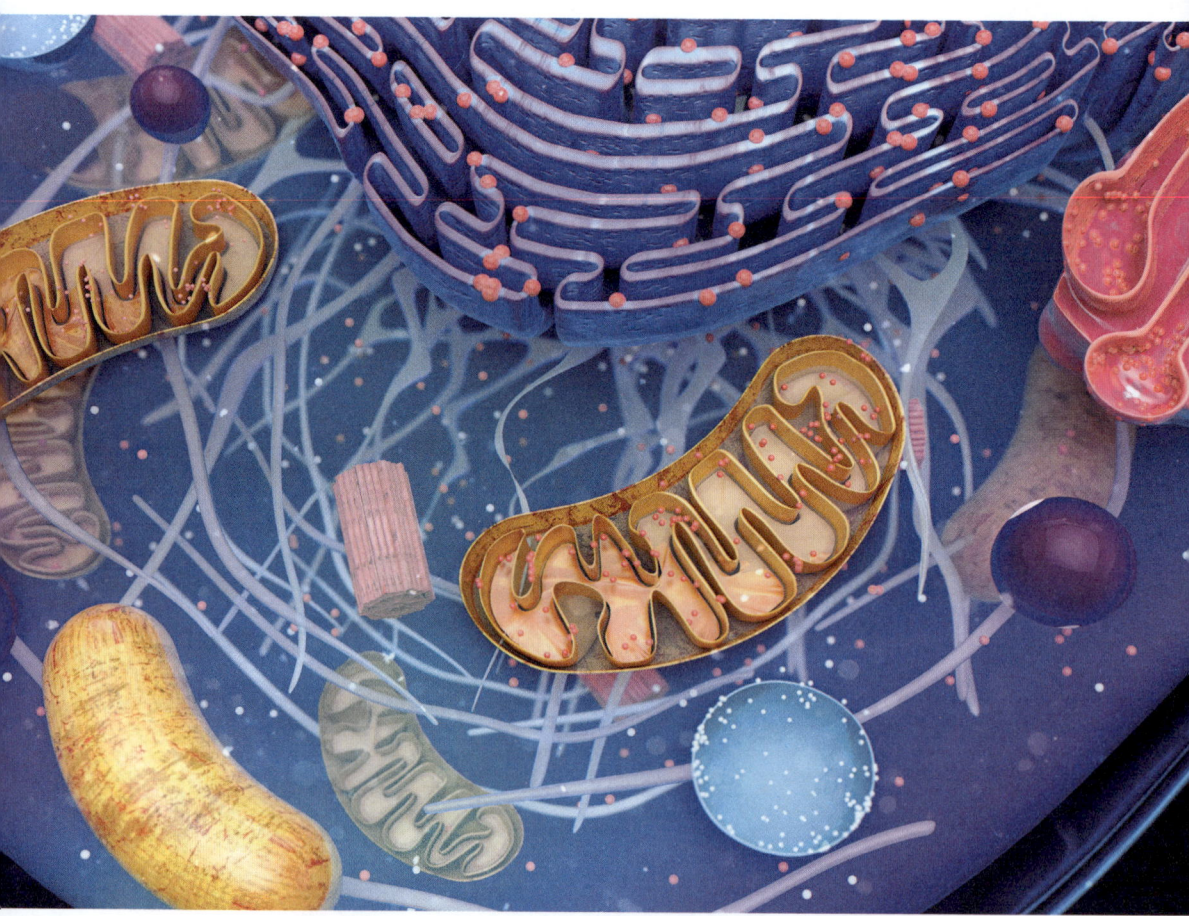

▲ 当线粒体的功能受到损害时,细胞可能会启动自噬机制以清理老化的线粒体

自噬是什么？它为什么重要

"自噬"意思是"自己吃掉自己"，听上去有点吓人，但实际上，这是一种对身体有益的过程。在自噬过程中，细胞会"回收利用"那些受损的蛋白质、老化的细胞器和其他代谢废物，把它们拆解成可用的"原料"，再用这些"原料"制造新的细胞部件，帮助身体恢复活力。

研究发现，自噬对健康至关重要。它不仅可以清理体内的"垃圾"，还能帮助延缓衰老，增强免疫力，甚至降低患癌症、神经退行性疾病（比如阿尔茨海默病）的风险。2016年诺贝尔生理学或医学奖获得者日本科学家大隅良典，彻底揭开了自噬这一生命现象的神秘面纱。

 ## 空腹是如何启动自噬的

自噬其实是身体的一种"节能模式"。当你一段时间不吃东西，比如12到16小时后，身体会发现没有足够的外来能量供给，就会启动自噬，用回收的"废料"来供能，同时"修修补补"损坏的部分。这也是为什么空腹是一种激活自噬的简单有效的方法。

有意思的是，当你吃得太频繁或摄入过多高糖、高脂的食物时，自噬的"开关"会被关闭，细胞垃圾会积累得越来越多。正如一间房子，如果天天往里堆东西而从不清理，房子迟早会变得又脏又乱。

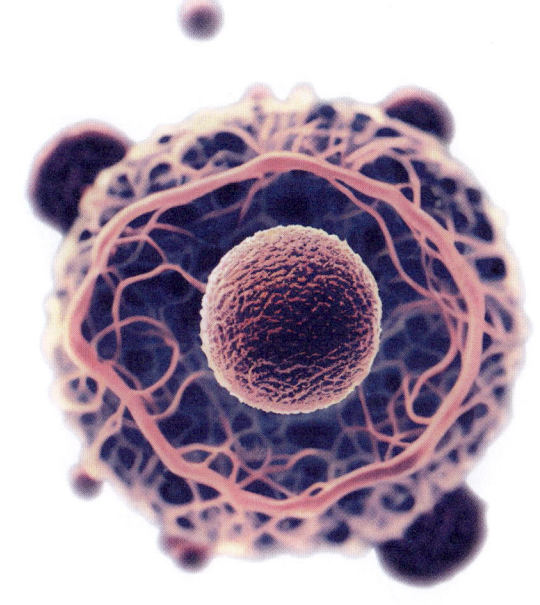

▲ 空腹会激发细胞启动自噬，为身体提供能量，修复受损部件

自噬带来的好处 —— 身体自带的"清洁工"

1 延缓衰老：让细胞"年轻起来"

衰老就像家里堆满杂物，当细胞里的"垃圾"太多，运转自然就慢下来。自噬就是身体的"清洁工"，定期把这些老化的细胞和受损的蛋白质清理干净，给健康细胞腾出空间，有助于身体恢复活力。研究发现，自噬活跃的人更能抵御与衰老相关的疾病，比如心血管病和糖尿病。因此，如果想"老得慢点、活得好点"，保持自噬力是关键。

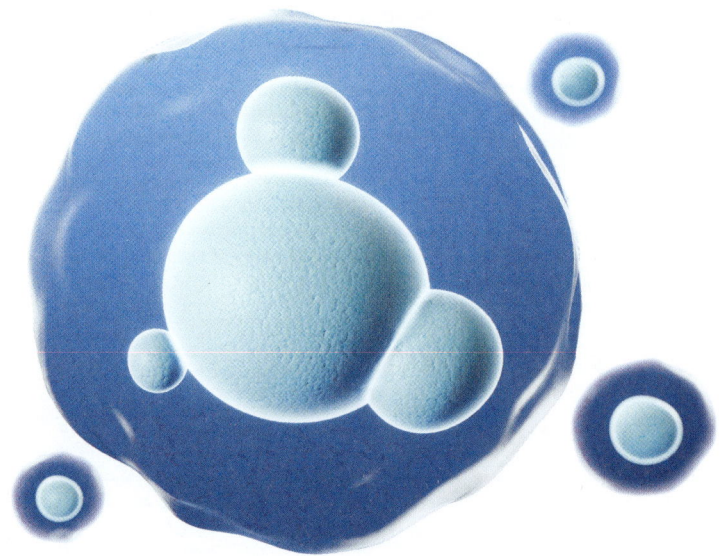

▲ 自噬不仅能延缓衰老过程，还能激发细胞的再生功能

2 增强免疫力：为身体的"守门员"充电

免疫系统就像一道防线，保护身体免受病毒侵害。自噬不仅能清理细胞里的废物，还能消灭被病菌感染的细胞，防止病菌扩散。特别是在流感高发季节，激活自噬等于给免疫系统加了双保险，帮助身体在面对病菌威胁时更加从容。

3 保护大脑健康：减少"脑内垃圾"

大脑中堆积的异常蛋白质是阿尔茨海默病等疾病的重要诱因，自噬可以清理这些"脑内垃圾"。定期激活自噬不仅能保护记忆力和认知功能，还能降低神经退行性疾病的风险，让大脑保持灵活。

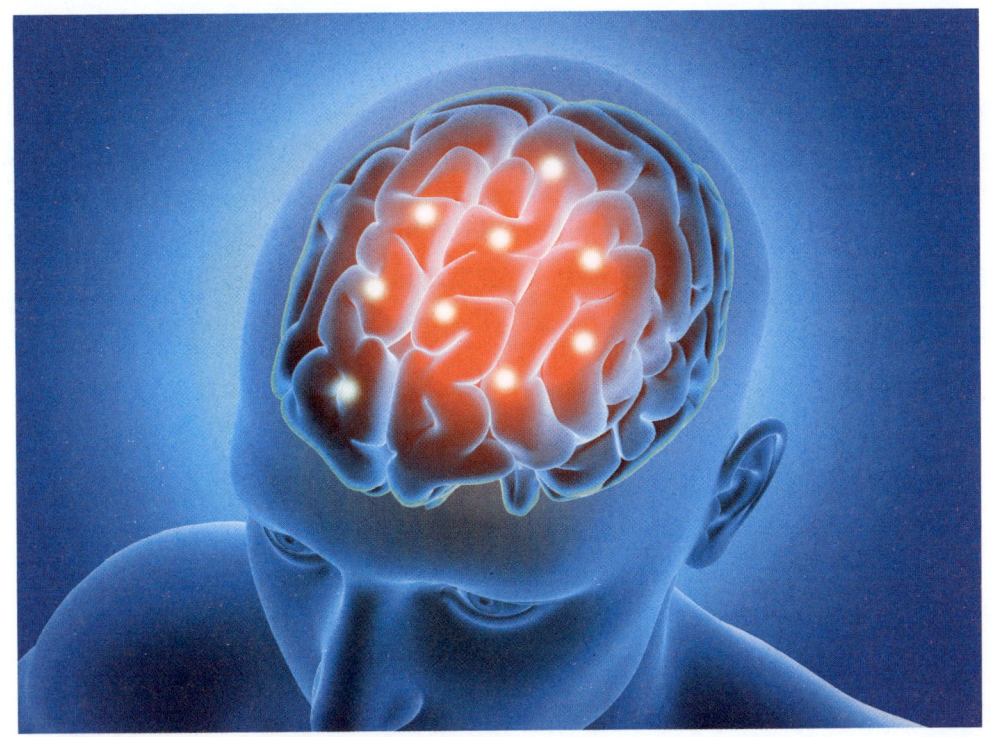

▲ 自噬可以清除大脑中的异常蛋白，维持神经健康

4 预防癌症：清理"危险因子"

癌症的发生常与细胞损伤和DNA突变有关。自噬可以及时清除受损细胞和异常分子，降低癌变的可能性。一些研究还表明，促进自噬有助于减少乳腺癌和结直肠癌的发生风险，让身体在不知不觉中化解隐患。

如何更好地激活自噬

1 适当空腹：启动"清扫模式"

研究表明，空腹是一种简单直接的激活自噬的方式。当你处于空腹状态时，身体无法从新食物中获取能量，会优先利用储存的能量，这种"能源短缺"会触发自噬机制，帮助细胞分解内部废物，将其转化为能源。这就是为什么很多断食方法，比如"16+8"断食法（每天16小时空腹，8小时进食），是启动自噬的有效策略。

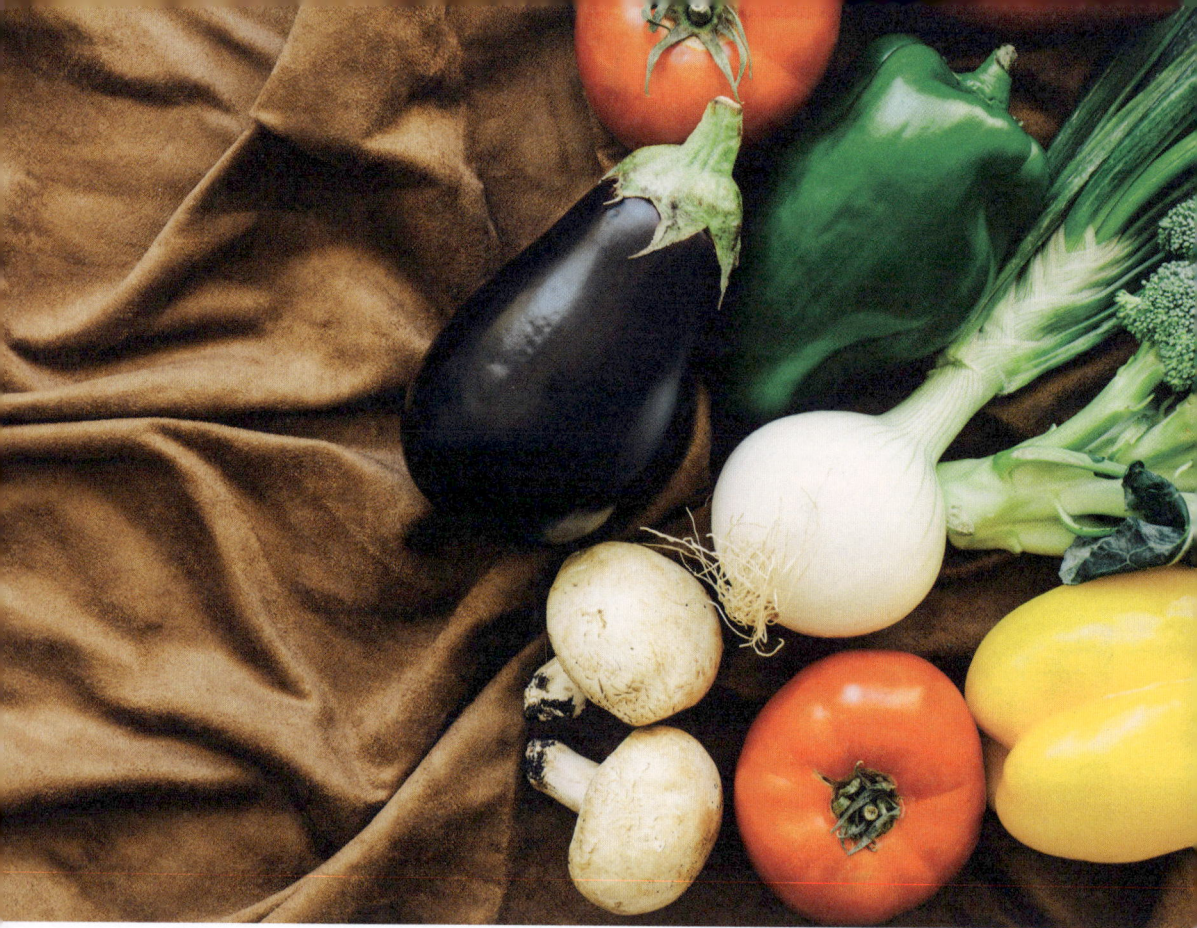
▲ 低GI食物可以让自噬更容易启动

2 减少高糖饮食：让自噬保持活跃

糖分是"能源大户"，过多的糖分摄入让身体一直处于"充盈状态"，会关闭自噬开关。尤其是甜饮料、糕点等高糖食品，不仅会抑制自噬，还会加速体内炎症反应。将糖分摄入控制在健康范围内，并选用低GI（血糖生成指数）食物，可以让自噬更容易启动。

3 增加抗氧化食物：给自噬加把劲

抗氧化食物不仅可以中和自由基，还能促进细胞代谢，帮助身体更高效地完成自噬。

> **实操建议**

多吃有抗氧化作用的食物
- 绿茶：富含儿茶素，能增强细胞的代谢活力。
- 蓝莓：含有丰富的花青素，既抗氧化又抗炎。
- 深绿色蔬菜：如菠菜和西蓝花，含有多种维生素和矿物质，是自噬启动的重要辅助物质。

4 运动：最自然的启动器

适当的运动，不仅能直接消耗能量，还能通过代谢压力激活自噬。特别是有氧运动（如慢跑、游泳）和轻度力量训练，能在短时间内快速提升细胞的"清理效率"。研究显示，运动后身体会保持一段时间的自噬活跃状态，这也是为什么规律运动的人不仅身材好，健康指标也更优。

理解自噬的重要性，通过适当的生活方式激活自噬，不仅能让身体从内到外焕然一新，还能降低很多慢性病的风险。"自噬"不是一个多么高深的科学术语，每个人都可以借助身体内在的清理力量，把健康真正掌握在自己手中。

科学延展

空腹对细胞的影响研究

一项2018年发表在《细胞代谢》（*Cell Metabolism*）杂志的研究显示，16小时的空腹可以显著提升细胞自噬水平，尤其对中老年人群体具有良好的健康效果。这一发现也进一步验证了空腹对激活自噬的有效性。

第二节

通过空腹，甩掉赘肉
——开启自然瘦之路

肥胖已经成为现代社会健康的"隐形杀手"，从高血压到糖尿病，甚至阿尔茨海默病，很多慢性病都和肥胖有关。可是，你是不是也试过用节食、代餐甚至疯狂运动去减肥，却发现效果总是不尽如人意？或许空腹（或称断食）是一条更自然、更高效的瘦身之路。这种方式不仅有助于减脂，还对身体健康有极大的好处。

空腹如何让身体开启"燃脂模式"

当我们进食后，身体会优先利用血液中的葡萄糖作为能量来源。一旦进入空腹状态，身体将血液中的葡萄糖储备耗尽后，就会开始分解脂肪，将其转化为能量，这就开启了"燃脂模式"。简单来说，空腹可以让身体主动动用囤积的脂肪来提供能量。

除此之外，空腹还能避免身体肌肉的流失，这一点对保持健康和体能尤其重要。

空腹减肥的三大优势

❶ 稳定血糖，告别暴饮暴食

吃高糖食物后，血糖会迅速飙升，但紧接着胰岛素分泌会让血糖迅速下降。这种"过山车"式的血糖波动会让人觉得特别饿，尤其对高糖、高脂食物没有抵抗力，从而吃得更多，体重也更不容易控制。空腹可以打破这种恶性循环，帮助稳定胰岛素水平，让饥饿感不再"突袭"。

试想，你是不是经常因为下午犯困或肚子饿而吃零食？这就是血糖波动导致的。空腹可以让血糖变得更为平稳，有助于保持精神集中，让你不再被"馋虫"困扰。

2 激活身体的"燃脂加速器"

空腹期间,身体会分泌更多的生长激素,有研究表明,空腹状态下生长激素的分泌量比进食状态高出3~5倍,这有助于脂肪燃烧和肌肉修复。这意味着,空腹时不仅脂肪燃烧的速度更快,还能帮助修复运动后的肌肉损伤。

3 减少内脏脂肪,保护核心健康

内脏脂肪堆积是许多慢性病的"幕后黑手",比如慢性炎症等。相比皮下脂肪,内脏脂肪更容易在身体缺乏食物供能时被优先分解。所以空腹对减少内脏脂肪的效果非常明显。由此可见,空腹可以从根本上解决肥胖相关的健康问题。

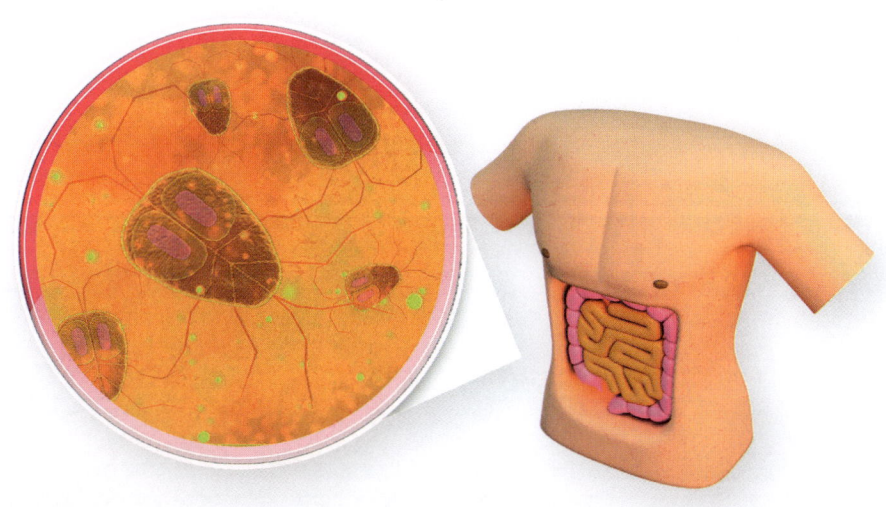

▲ 空腹有利于内脏脂肪的分解,降低很多疾病的发生风险

如何科学地通过空腹减肥

空腹并不是"完全不吃",而是有策略地安排进食和非进食的时间。比如"16+8"断食法:每天16小时非进食的空腹状态(包括睡眠时间),剩下的8小时内适量进食。这种方式既不影响日常作息,又能让身体进入燃脂状态,适合大多数人。

如果是第一次尝试空腹，可以从12小时空腹开始，比如晚上7点前吃完晚餐，第二天早上7点后再吃早餐，然后逐步延长空腹时间。这种空腹断食法会在后面的章节中详细介绍。

1 重视饮食质量，避免"减肥陷阱"

空腹之后吃什么至关重要。如果在进食时间内选择高糖高脂食物，那么减肥效果会被抵消。建议多吃高膳食纤维食物（如糙米、藜麦）、优质蛋白食物（如鸡胸肉、三文鱼）以及富含健康脂肪食物（如坚果、牛油果）。这些食物既能提供均衡的营养，还能维持饱腹感。

2 保持良好睡眠和作息

睡眠不足会导致压力激素——皮质醇升高，这种激素不仅容易让人觉得饿，还会促进脂肪储存，尤其是腹部脂肪。研究发现，保证7~8小时的高质量睡眠，不仅能提高空腹的减肥效果，还能让人精力更充沛。

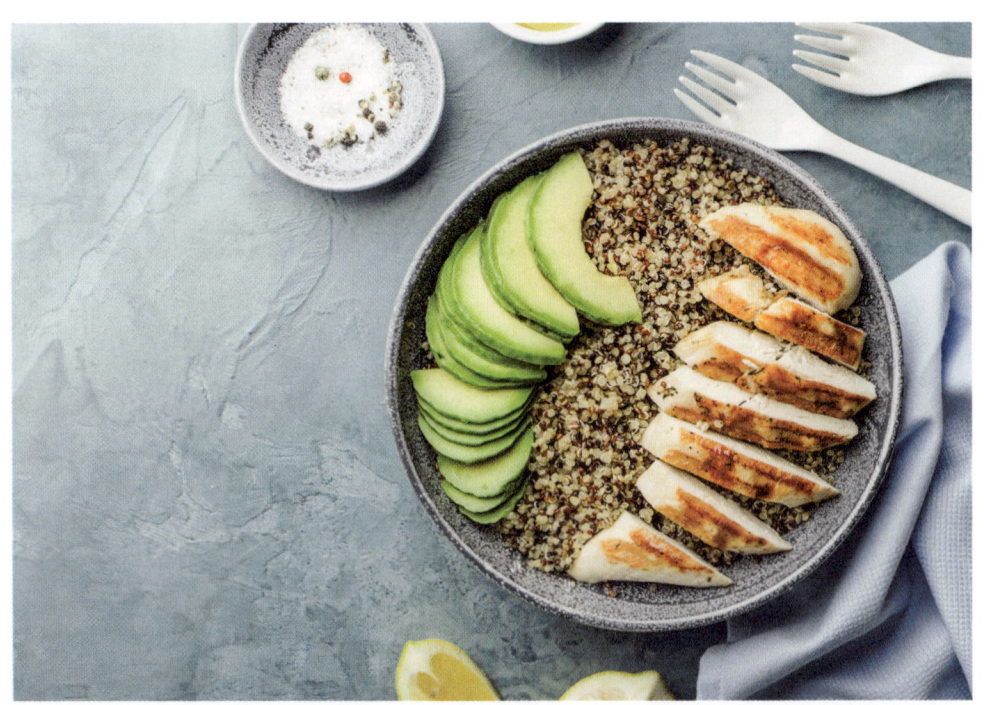

▲ 高膳食纤维、优质蛋白和健康脂肪是首选

3 适度运动事半功倍

在空腹状态下适量运动（如散步、练瑜伽）有助于加速脂肪燃烧。但高强度运动建议安排在进食后，以确保有足够的体能支持。

通过科学合理的空腹方式，不仅可以健康地甩掉赘肉，还能让身体焕发活力。空腹减肥的魅力在于它不仅"瘦得快"，还能"瘦得健康"。更重要的是，这是一种可持续的生活方式，不用盲目节食、不用依靠药物，真正让你从内到外发生变化。

科学延展

"16+8"断食法的研究结果

2025年，在《自然》（Nature）的子刊《自然医学》（Nature Medicine）上发表的一项研究表明，采用"16+8"断食法持续12周（进食窗口为9:00~17:00），不仅有助于减肥，还能减少皮下脂肪，改善血糖水平，促进心血管健康。

第三节
"三高"与空腹
——少食不仅仅是减肥那么简单

现代人对"三高"这个词并不陌生，高血压、高血糖、高血脂仿佛成了"标配"。然而，很多人并不知道，"三高"不仅与饮食有关，还与身体的代谢机制密切相关。空腹不仅能控制体重，还能改善"三高"问题。

 ### 高血糖：空腹如何让血糖"听话"

高血糖的核心问题是胰岛素抵抗，也就是身体对胰岛素的敏感度降低，导致血糖难以下降。这个问题的根源在于长时间摄入过多的高糖食物，让胰岛素"疲于奔命"，最终"罢工"。

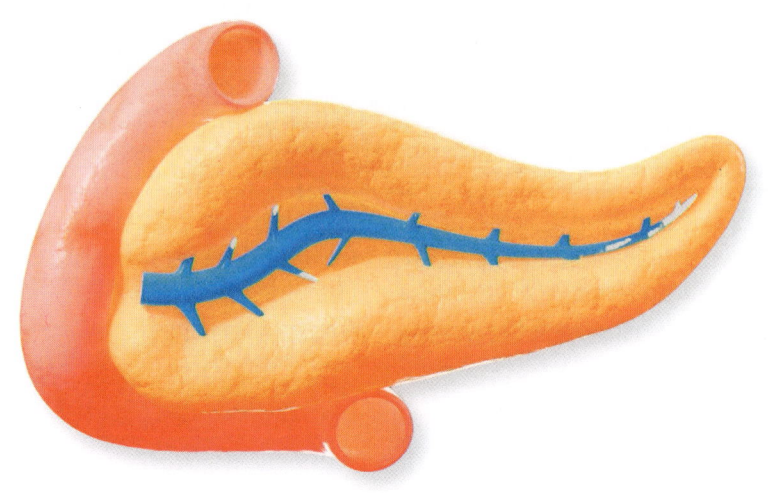

▲ 在空腹阶段，胰岛素水平会逐渐下降，血糖更容易稳定

空腹像是一个"休整期"。当你停止进食时，胰岛素水平会逐渐下降，身体开始动用脂肪来供能。这时，细胞会对胰岛素的反应更灵敏，缓解胰岛素抵抗，稳定血糖水平。

做一个形象的比喻，如果经常吃高糖点心，血糖就像过山车，忽高忽低，感觉饿了就又吃，久而久之，胰岛素负担加重。而空腹就像按下"暂停键"，让身体有时间平衡血糖，恢复代谢节奏。

高血脂：空腹对"坏脂肪"的清理机制

高血脂最主要的表现是血液中"坏胆固醇"（即低密度脂蛋白胆固醇，LDL-C）水平升高，而"好胆固醇"（即高密度脂蛋白胆固醇，HDL-C）水平不足。这种不平衡会导致动脉硬化，增加心脏病和脑卒中的风险。

当进入空腹状态时，身体会自动消耗脂肪储备来供能，这不仅能减少体内脂肪堆积，还能帮助分解血液中的甘油三酯，降低"坏胆固醇"水平。因此，长期坚持空腹的人，血脂水平往往更加健康，心血管也会更健康。想象一下，血管就像一条道路，少了"油腻"的堵塞，血液流动自然畅通无阻。

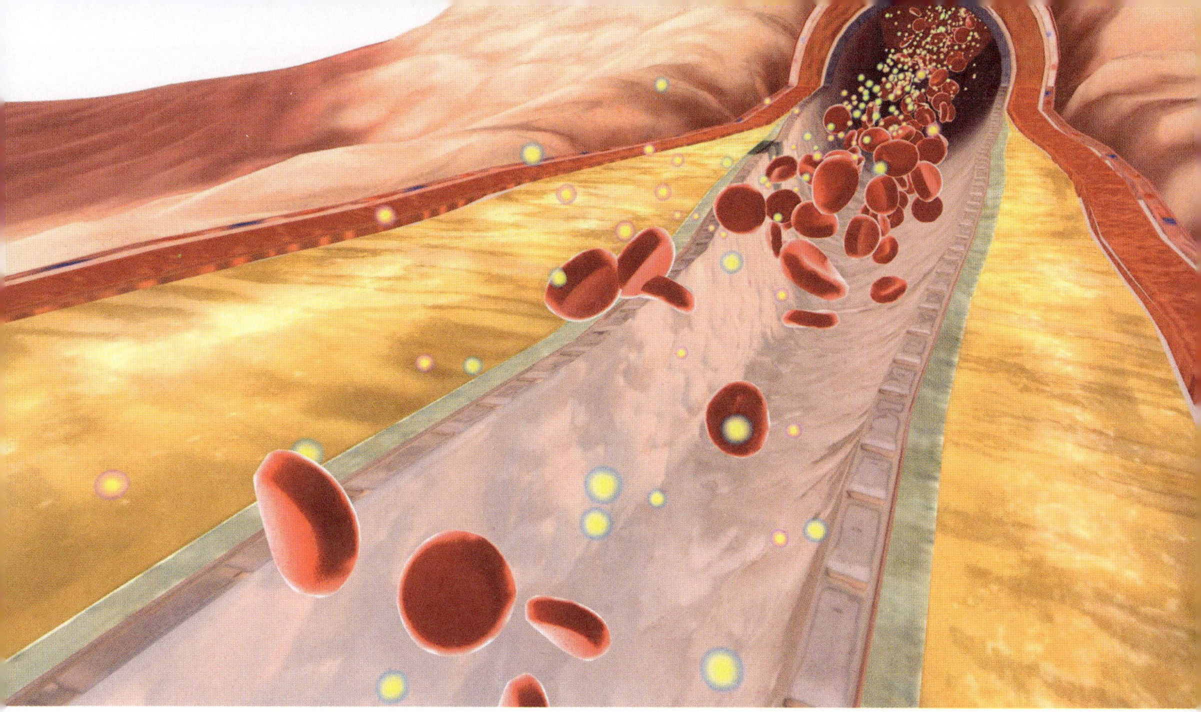

▲ 空腹状态有利于降低血脂，减少血管堵塞的风险

 ## 高血压：空腹如何让血压回归正常

高血压的成因复杂，但大多是因为盐分摄入过多、血管压力过高导致的。空腹能间接改善高血压的情况，首先是因为它可以减轻体重，而体重下降是降低血压的关键因素之一。其次，空腹还能减少体内炎症，帮助血管恢复弹性，从而降低血管阻力。

科学研究表明，长期适度的空腹可以降低收缩压和舒张压，让血压保持在健康范围内。对于高血压患者来说，配合医生建议，适当空腹、调整饮食是一种自然又安全的辅助方法。

 ## 空腹的"三高"综合效果：健康全盘提升

值得注意的是，空腹不仅能改善单一指标，更是一种"全局优化"。高血糖、高血脂、高血压往往相伴而生，空腹通过改善胰岛素敏感性、减少脂肪堆积、降低炎症水平，可以从根本上调节代谢系统，实现对"三高"的综合管理。

第四节
空腹与肠道健康
——少食后的减压+修复

肠道是健康的"晴雨表"。当你的肠道出现问题时，会表现为腹胀、便秘、腹泻，这些又可能影响皮肤、情绪和免疫力等。科学家发现，空腹在减轻肠道负担和修复肠道功能方面有积极作用。

 ## 空腹如何为肠道"减压"

我们的肠道每天都在高负荷运转，消化、吸收、排泄一刻不停。如果每天摄入过多的食物，尤其是难消化的高脂肪、高糖食物，会让肠道像一条超载的高速公路，压力巨大，久而久之就会因"大堵车"而"罢工"。

空腹的好处在于，它给肠道提供了一个休息的机会。没有食物进入，肠道的"消化工厂"可以暂停运作，专注于清理废弃物和修复受损组织。这种"空档期"对肠道黏膜的修复至关重要。

试想一下，一天三顿大鱼大肉，肠道连消化的时间都不够，怎么可能休息呢？适度空腹，就像清空办公桌上堆积的文件，可以使效率倍增。

 ## 空腹如何改善肠道菌群

我们的肠道内住着数万亿细菌，它们既是"朋友"，也是"敌人"。肠道菌群的平衡对健康至关重要。如果有害菌占上风，会引发炎症、免疫力下降等问题。

研究表明，空腹可以调节肠道菌群平衡，减少有害菌的增殖，促进有益菌（如双歧杆菌、乳酸菌）的生长。这是因为空腹状态下，肠道中的有害菌失去了食物来源无法繁殖，而有益菌则能更好地存活并繁殖。可以把空腹理解成"断粮"，断掉的是有害菌的口粮，却对有益菌影响不大。

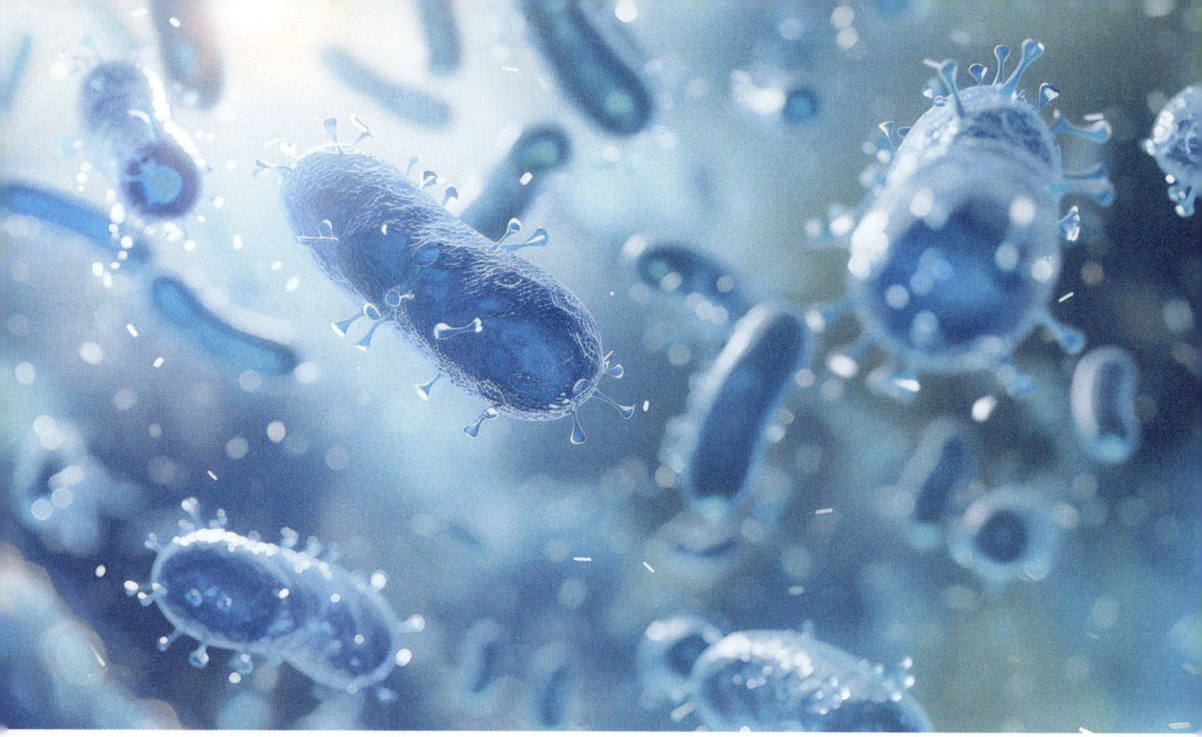

▲ 肠道菌群对于人体的消化和免疫力至关重要

空腹对肠道的修复作用

肠道黏膜是人体与外界物质的屏障，如果受损，就会导致肠漏综合征，让未消化的食物残渣和有害物质进入血液，引发炎症。空腹能帮助肠道黏膜自我修复，恢复屏障功能，避免情况进一步恶化。

科学研究表明，空腹能显著减少肠道炎症，缓解炎症性肠病（如克罗恩病、溃疡性结肠炎）的症状。

空腹不仅有助于减重，也为肠道提供了宝贵的"修养期"。科学的空腹计划不仅能改善消化，还能通过修复肠道提升免疫力，让身体从内而外焕发活力。

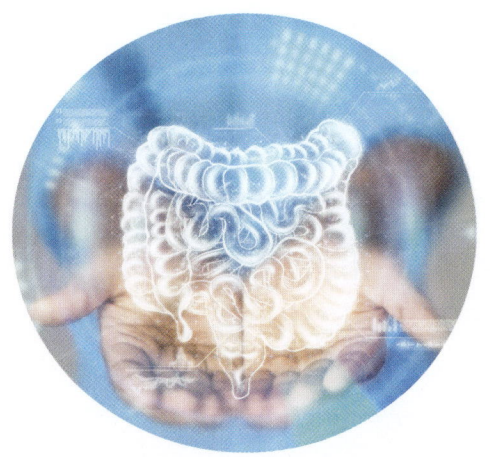

▲ 科学的空腹计划，会使患肠道疾病的风险降低

> **实操建议**

如何用空腹呵护肠道
- **避免过度进食**：即使不断食，也要减少每顿饭的量，让肠道有足够的时间消化和排空。
- **选择益生菌食物**：在进食窗口期多吃酸奶等富含益生菌的食物，帮助恢复肠道菌群的平衡。
- **补充膳食纤维**：多吃燕麦、糙米、苹果等富含膳食纤维的食物，促进肠道蠕动和废物排出。
- **定期空腹**：每周进行1~2次间歇性断食，让肠道有"喘息"的机会。

第五节 激活身体免疫防御系统
——空腹是如何做到的

你有没有发现，有的人一年四季经常感冒，而另一些人却像有"保护罩"，即使在病毒高发的季节也安然无恙？这就是免疫力不同导致的。免疫力并不完全是天生的，可以通过后天调节来提高。而空腹，正是激活免疫力的一把"万能钥匙"。

免疫系统的日常战斗

人体的免疫系统就像"城市护卫队"，每天都在抵御细菌、病毒等"外敌"的侵袭。如果免疫系统状态良好，身体就能自动修复和防御疾病。当免疫系统"罢工"时，感冒、发炎甚至更严重的疾病就会乘虚而入。

那么，免疫系统为什么会出问题？有时候是因为被"过度喂养"，平时吃得太多、太杂，尤其是高糖、高脂肪的食物，会让身体产生过多的自由基，加剧慢性炎症，让免疫系统疲于奔命。

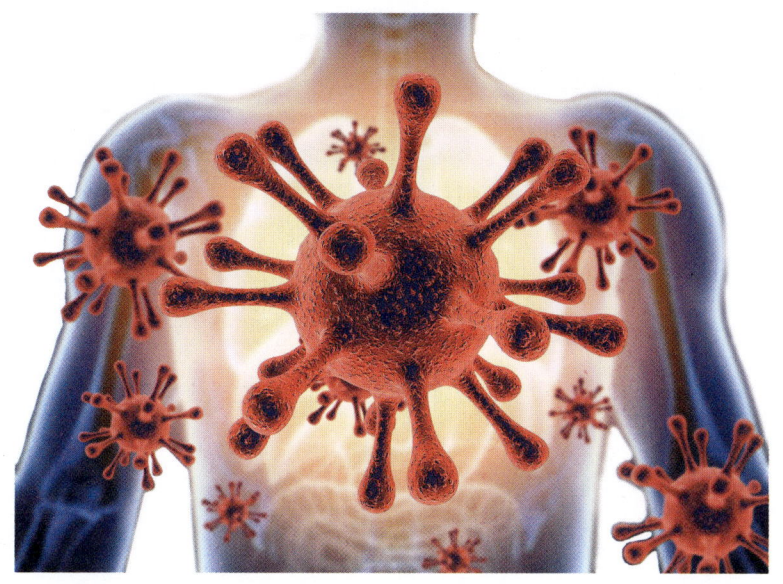

▲ 人体的免疫系统帮助我们抵御细菌、病毒的侵袭

空腹如何帮免疫系统"充电"

当你停止进食,身体会进入"修复模式",而不用再处理源源不断的食物。

1 清理损伤细胞

空腹期间,自噬过程会自动启动,把那些老化、受损的细胞清除掉,腾出空间给健康细胞。这相当于给身体做了一次"大扫除",免疫系统不用浪费资源对付"问题细胞",可以更高效地保护身体。

2 减少炎症,提升免疫力

长期高糖、高脂肪饮食会让身体处于慢性炎症状态,而慢性炎症就像"免疫吸血鬼",过度消耗免疫系统。空腹通过降低体内的炎症因子水平,可以让免疫系统重回正轨。

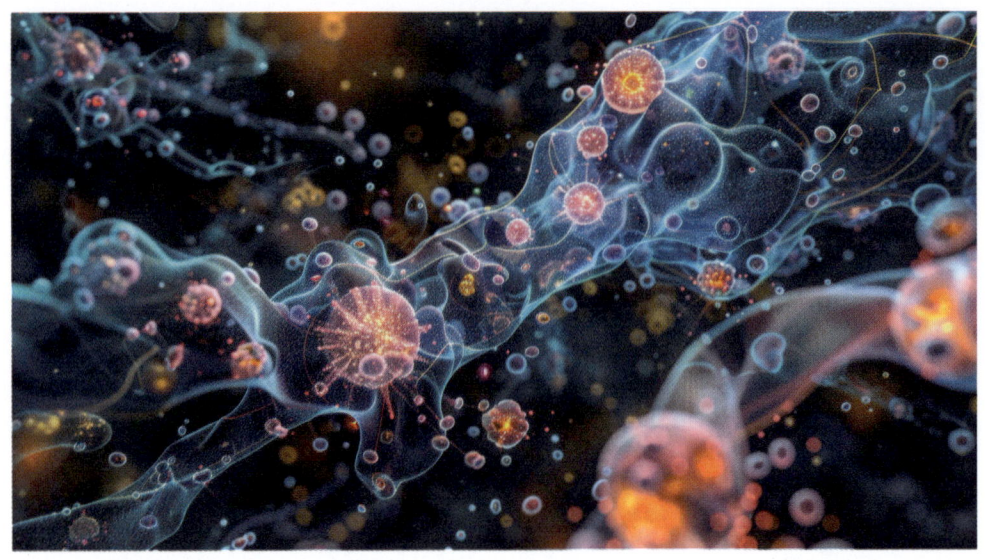

▲ 空腹有利于降低炎症因子水平,恢复免疫力

3 优化肠道菌群

免疫力的70%来源于肠道健康,而健康的肠道菌群反过来会帮助免疫系统精准"识敌",避免过度反应。因此空腹对肠道的修复也可以间接提升免疫力。

空腹期优化免疫的小技巧

> ➤ 空腹期多喝水能帮助身体代谢废物,同时维持血液循环,让免疫细胞更高效地"巡逻"。
> ➤ 加入抗炎饮品如绿茶、姜茶,不仅可以中和自由基,还能抗炎。
> ➤ 空腹期间不宜剧烈运动或过度消耗体能,保持适度的活动可以让免疫力稳步提升。

当免疫系统变强,不仅能预防感冒,还能降低慢性病的发病率,比如心血管疾病、癌症等。空腹,就是这样一种低成本、高回报的健康方式,让身体拥有对抗外界的"强大武器"。

第六节
空腹的抗炎作用
——远离慢性炎症

炎症其实与我们的日常生活息息相关，感冒、肥胖、糖尿病，甚至阿尔茨海默病，其背后都有慢性炎症的影子。而空腹，就能帮我们对抗这个隐藏的"敌人"。

 什么是慢性炎症

炎症分为急性和慢性两种。急性炎症就像是身体的"战斗模式"，比如发热、红肿，这是免疫系统为了对抗伤害而发起的紧急反应。但慢性炎症就没这么友好了，它像是身体里"小火慢炖的煎熬"，持续不断地消耗免疫力资源。

这种"小火慢炖"可能不易察觉，但它在暗中破坏组织、器官，甚至诱发慢性病，比如心血管疾病、糖尿病、癌症等。慢性炎症的来源很多，高糖及高脂饮食、久坐、压力过大、熬夜……这些看似不起眼的小习惯，都会悄悄点燃慢性炎症的"火苗"。

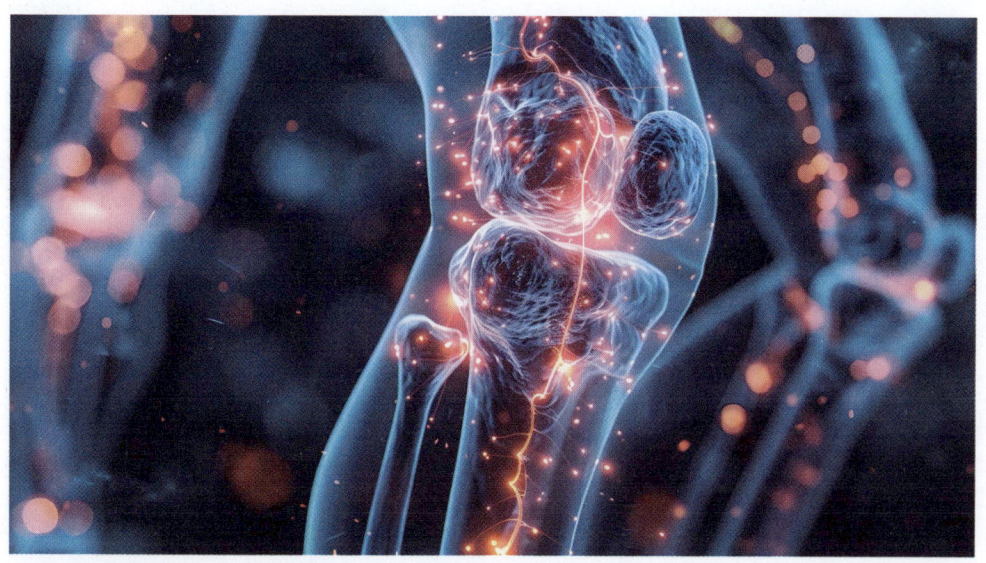

▲ 慢性炎症不断威胁我们的身体健康

空腹如何灭掉炎症的"火"

空腹为什么能帮助对抗慢性炎症?答案就在身体的自我调节能力上。空腹期间,身体会进入"修复模式",开始自动清理和修复问题细胞。

1 减少炎症因子的生成

炎症因子是一类促使身体持续发炎的"坏分子",比如C-反应蛋白(CRP)和细胞因子(如IL-6)。空腹时,身体的代谢系统会降低这些炎症因子的生成。研究表明,间歇性断食能有效降低CRP水平,这对预防心脏病和代谢综合征尤其有帮助。

2 减少内脏脂肪,切断炎症源头

内脏脂肪不仅是身材管理的敌人,也是慢性炎症的主要来源。它会不断分泌炎症因子,让身体处于"慢性发炎"状态。科学研究显示,经过几周的间歇性断食,受试者的内脏脂肪会明显减少,同时炎症因子的水平也大幅下降。

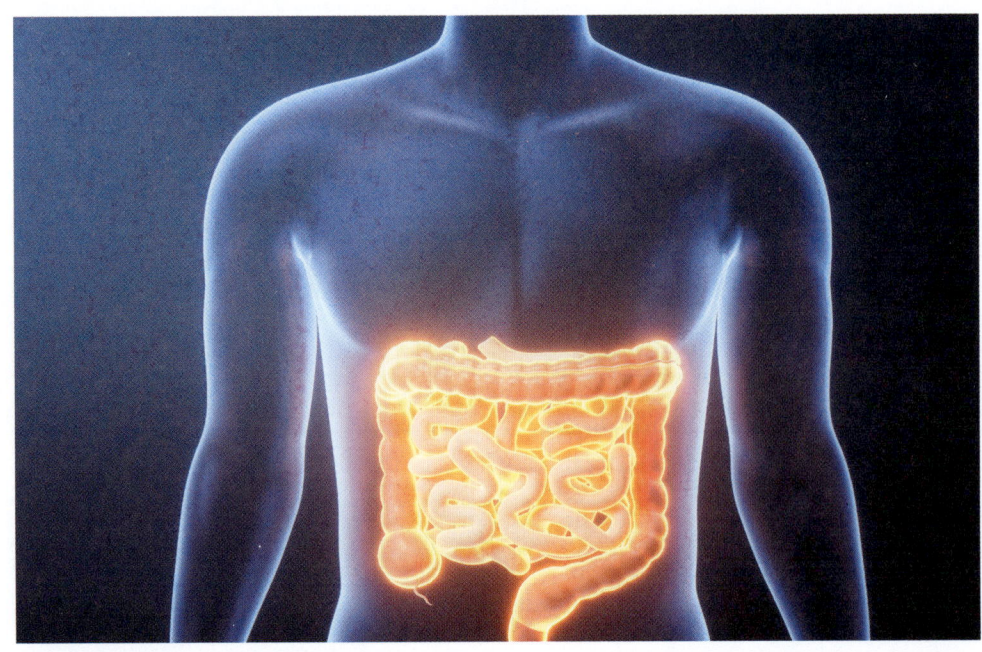

▲ 内脏脂肪会分泌炎症因子

3 促进自噬，清理细胞垃圾

正如我们在第一节提到的，自噬是身体清理"问题细胞"的重要机制，这些受损细胞和老化的细胞器往往是炎症的根源。空腹状态下，自噬被激活，像是身体里启动了一场大扫除，把炎症的"火种"彻底清除。

炎症减少后，身体会发生什么变化

首先，炎症减少后最明显的变化就是整个人精神会变好，那种长期的疲惫感被一扫而光。这是因为慢性炎症就像藏在体内的"小偷"，一直在偷能量。等它被控制住，身体就能把精力用在正事上，人就会感觉轻松、活力满满。

其次，皮肤也会变得比以前好。炎症不只是身体内部的事，也会影响皮肤健康。比如长痘、泛红这些烦人的问题，很多都跟炎症有关。当炎症减轻，皮肤也会变得透亮又光滑，看起来更健康。

最后，还有个明显的变化就是，身体的修复力变强了。那些平时常出现的小毛病，比如关节酸痛、肚子不舒服，都会慢慢改善。甚至一些困扰已久的慢性问题，也会慢慢好转。这都是空腹带来的好处，帮助身体修修补补，重新变得健康有活力。

如何让空腹成为抗炎的"良药"

空腹在具体实操的过程中需要注意一些细节，才能最大化实现抗炎效果。

1 选择健康饮食，避免"炎症燃料"

空腹期结束后，千万别吃高糖、高脂肪的食物（如甜点、炸鸡），这些会重新点燃炎症之火。要多吃抗炎食物，比如深绿色蔬菜（菠菜、西蓝花）、富含ω-3脂肪酸的食物（三文鱼、亚麻籽），以及具有抗氧化作用的水果（蓝莓、草莓）。

2 空腹期间多喝水，适量喝绿茶

水可以加速代谢废物排出，绿茶中的茶多酚是天然的抗氧化剂，可以进一步降低炎症水平。

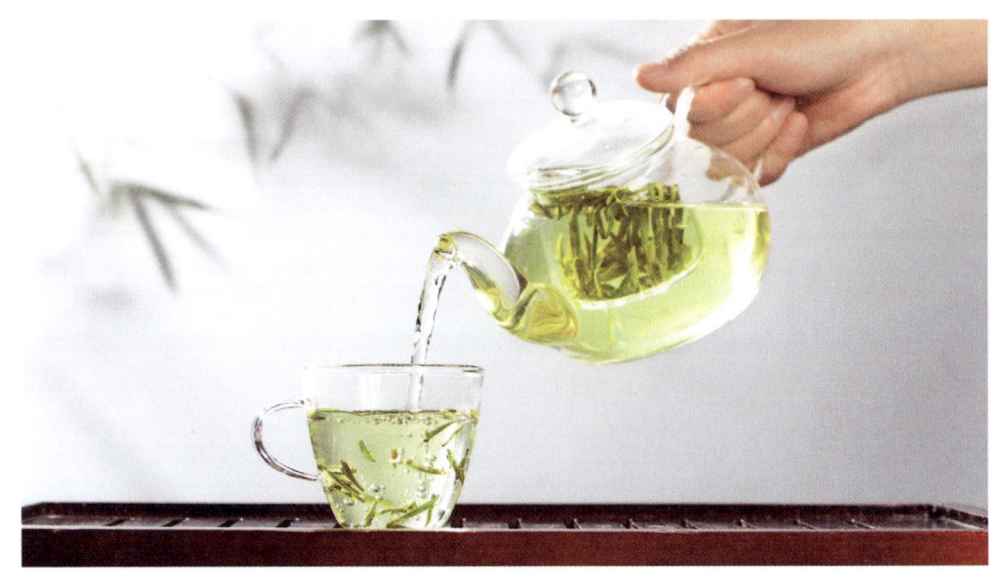

▲ 绿茶富含抗氧化的物质，是具有抗炎作用的健康饮料

3 空腹与冥想结合，事半功倍

压力是慢性炎症的"加速器"。空腹期间加入冥想练习，有助于缓解心理压力，进一步抑制体内的炎症反应。

4 适度运动，激活抗炎机制

空腹时可以做一些轻强度的运动，比如快走、瑜伽。适度运动能激活抗炎基因，让身体恢复得更快。

在快节奏的现代生活中，虽然无法完全避免炎症，但可以通过健康的生活方式让它变得可控。空腹，不仅是减肥的工具，更是炎症管理的利器。

小专题
如何通过空腹预防神经退行性疾病

随着年龄增长,阿尔茨海默病和帕金森病这些神经退行性疾病可能会悄悄找上门。这类疾病的罪魁祸首,往往是大脑里的"垃圾"堆积过多,再加上慢性炎症的长期破坏。那么,空腹是如何帮我们预防这些问题的呢?

大脑的"清洁工"——自噬

自噬能及时清除大脑中堆积的异常蛋白质,比如阿尔茨海默病中常见的β淀粉样蛋白和帕金森病中的α突触核蛋白,这些"垃圾"是引发神经细胞死亡的关键原因。空腹激活了自噬功能,就像给大脑做了一次深度清洁,减少垃圾堆积,让神经细胞更健康、更具活力。

激活"大脑肥料"——BDNF

空腹能刺激脑源性神经营养因子(BDNF)的分泌,这种物质就像大脑的肥料,能修复受损的神经细胞,还能帮助大脑建立更强的神经突触连接。研究显示,BDNF的增加与记忆力提升、学习能力增强都有很大的关系。所以,空腹不仅能保护大脑,还能让人变得更聪明。

减少炎症对神经的破坏

慢性炎症是神经退行性疾病的重要推手,空腹通过降低身体内的炎症水平,减少其对大脑的长期伤害,使神经元的工作环境更健康,从而减缓神经衰退。

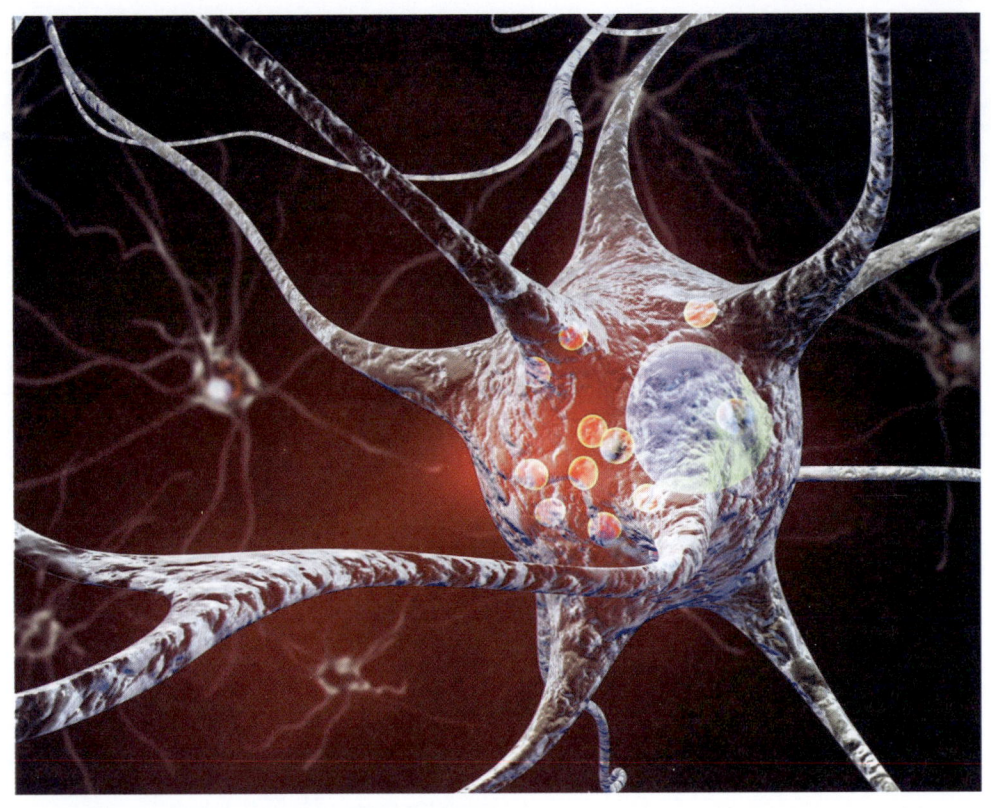

▲ 空腹能够减少炎症,有助于维护大脑神经元的健康

✂ 保持能量稳定,保护神经元

大脑对血糖波动非常敏感,长期血糖不稳会伤害神经元,空腹能让胰岛素水平更平稳,避免血糖的大幅波动,为大脑提供更稳定、更健康的能量支持。

✂ 怎么做?让空腹帮大脑减负

想要通过空腹优化大脑健康,不仅要掌握合适的断食方式,还需关注进食后的营养搭配。以下几点可以帮助你更科学地利用空腹提升大脑功能。

1 选择适合的空腹模式

"16+8"断食法是较易坚持的方法,每天16小时空腹,8小时内进食。新手可从"12+12"模式开始,逐步适应。

2 优选大脑友好食物

断食结束后,补充富含健康脂肪和抗氧化物的食物,如坚果、三文鱼、蓝莓、深色绿叶蔬菜等,有助于保护神经元,减少脑部炎症。

3 避免高糖和加工食品

断食后避免暴饮暴食,少吃高糖、过度加工食品,以防血糖剧烈波动,影响大脑认知功能。

4 保持水分和电解质平衡

空腹期间多喝水,并适量补充电解质(如钠、钾、镁),可减少疲劳感,提高专注力,帮助大脑维持最佳状态。

PART 2

改变之前
断食前先远离空腹"错误姿势"

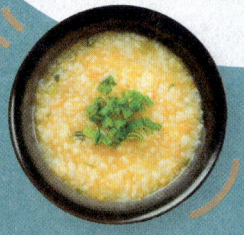

第一节
先弄明白
——"空腹""断食""节食"相似却不同

很多人一提到空腹、断食或者节食，脑子里直接浮现的就是"饿肚子"。其实，这三个概念看似差不多，实际是有区别的。如果分不清楚它们之间的不同，可能会在实践中用错方法，最后不仅达不到效果，还会把身体搞垮。

空腹的核心是什么？其本质是给身体一个"休息"的机会，通过短暂不进食，让消化系统歇一歇，同时激发身体内在自愈功能，比如清理细胞垃圾、降低炎症水平、改善代谢等。空腹不是简单的"不吃饭"，而是用特定的时间安排调理身体状态，比如"16小时空腹+8小时进食"。

断食可以看作是空腹的升级版。它更强调计划性，比如每周2天控制能量的"5∶2断食法"或者每隔一天只吃一顿饭的"隔日断食法"。断食的关键是有规律、有节奏，既让身体得到休整，也保证足够的营养摄入。它不像节食那样毫无章法，而是以科学为基础，更注重对健康的全局管理。

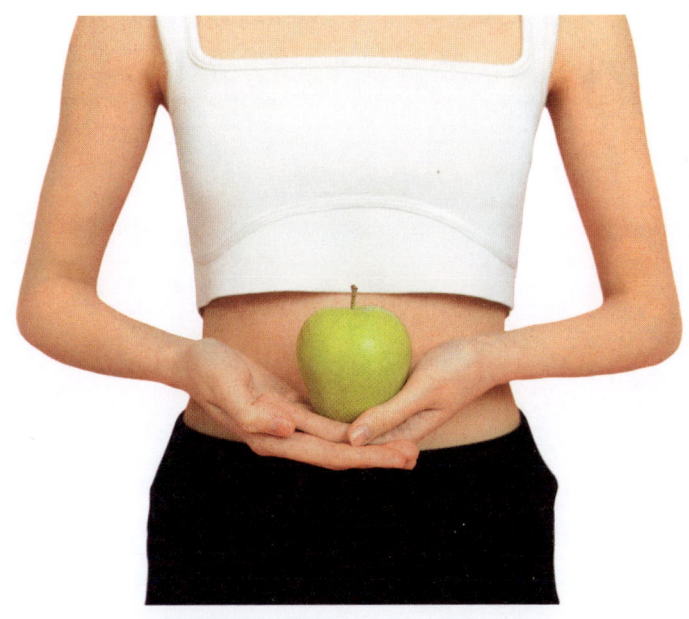

▲ 空腹的本质是给身体一个"休息"的时间

节食常被误认为是极端的"卡路里（即能量）控制"，比如每天只吃一点点，完全不顾身体的营养需求。虽然短期可能会让体重迅速下降，但长期来看，会导致代谢水平下降、内分泌紊乱、营养不良等问题。可以说，节食是减肥道路上的"大坑"。

理解这三者的不同，就像分清锤子和起子在工具箱里的作用。空腹是调理身体的策略，断食是科学化的执行方法，而节食更像是"头痛医头"的错误举措。选择对的方法，才能真正收获健康和活力。

举个例子，如果一个想减肥的人选择空腹，他可以每天晚上8点停止进食，第二天中午再吃第一餐。这段时间，他的身体进入自我修复状态，既能消耗多余脂肪，还能平衡代谢。如果他选择节食，早上吃个水果，中午来片生菜，晚上干脆不吃，结果饿得头昏眼花，第二天暴饮暴食，反而让体重噌噌上涨。

所以，别让"空腹""断食""节食"这些概念混淆了你的选择。搞清楚其本质，才能用正确的方法调理身体。

第二节
空腹的"宜忌人群"
——我适合空腹吗

虽然空腹是个很不错的健康策略，但它并非适合所有人。了解自己是否适合空腹，是迈向健康的第一步。毕竟，不是所有人都能通过这种方法获益，如果盲目尝试，还可能适得其反。

首先，空腹适合一些需要改善代谢的人。比如有减重需求的人，高血糖、高血脂的亚健康人群，或者因为饮食习惯不良导致内脏脂肪偏多的人，都可以尝试空腹。通过一段时间的空腹调节，身体的代谢效率会明显提升，血糖也会更平稳。同时，很多希望延缓衰老的人也可以用空腹作为养生手段，因为它能激发细胞自噬功能，清理体内废物，让身体焕发新的活力。

不过，空腹并不是"包治百病"的万能方法。一些特殊人群，比如孕妇、哺乳期女性，或者正在快速生长发育的儿童青少年，并不适合用空腹的方式来调理身体。因为这些人群对营养的需求比较特殊，贸然改变进食习惯，可能会影响发育和健康。

还有一些人也不能轻易尝试空腹，比如低血糖患者。如果血糖调节能力本来就差，空腹可能导致头晕、乏力，甚至发生危险。另外，患有严重慢性病（比如肝肾功能不全）的患者，也要谨慎尝试空腹，因为他们的身体并不适合大幅度的饮食调整。

那怎么判断自己是否适合空腹策略呢？一个简单的原则是：从自己的身体状况出发。如果健康状态允许，空腹可以成为一种很好的调整方式。但如果你对自己的身体状况没有把握，或者有慢性病，最好先咨询医生。

对于初次尝试空腹的人来说，可以先从温和的方式入手。比如每周尝试一天的"16+8"断食法——16小时不吃饭，把三餐集中在8小时内吃。这样循序渐进，既可以观察身体的反应，也不会对日常生活造成太大影响。

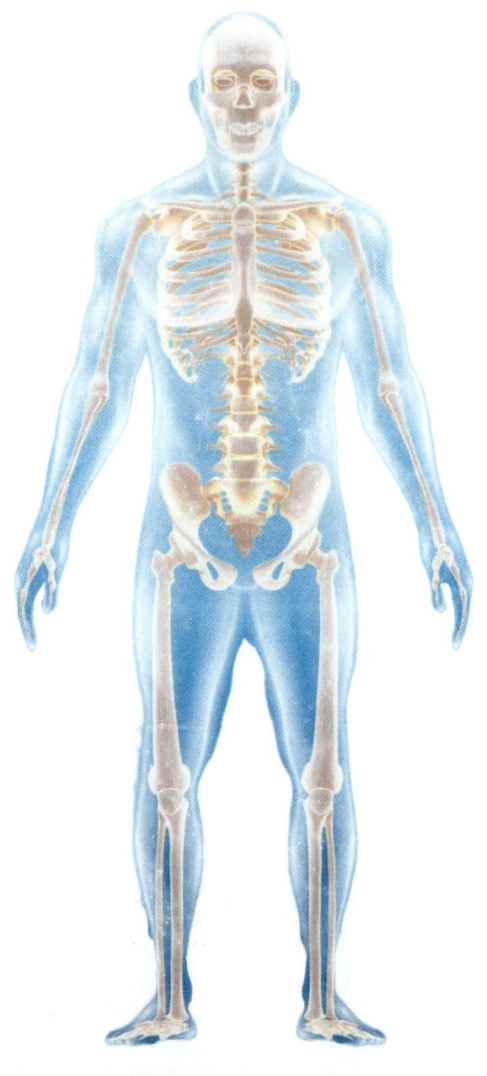

▲ 通过空腹，身体的代谢效率会显著提升

空腹的作用因人而异。别因为有人用空腹减了十几斤，就盲目跟风；也别因为听到某些不好的例子，就一刀切地否定它。了解自己的需求，找到适合自己的节奏，才能让空腹成为健康加分项，而不是负担。

第三节
空腹不简单，
避开误区才能为健康加分

空腹，听起来是简单地"少吃饭"，但其实远没有这么简单。很多人尝试后发现效果不佳，甚至出现身体不舒服，就是因为踩了不少"雷区"。要想让空腹真正发挥作用，需要避开这些"雷区"。

 ## 误区一：空腹等于挨饿

很多人觉得空腹就是饿着自己，时间越久越好。但身体不是机器，长时间过度饥饿会触发"饥荒模式"，让代谢变慢，反而更容易堆积脂肪。而且挨饿还可能导致头晕、心慌，影响正常生活。

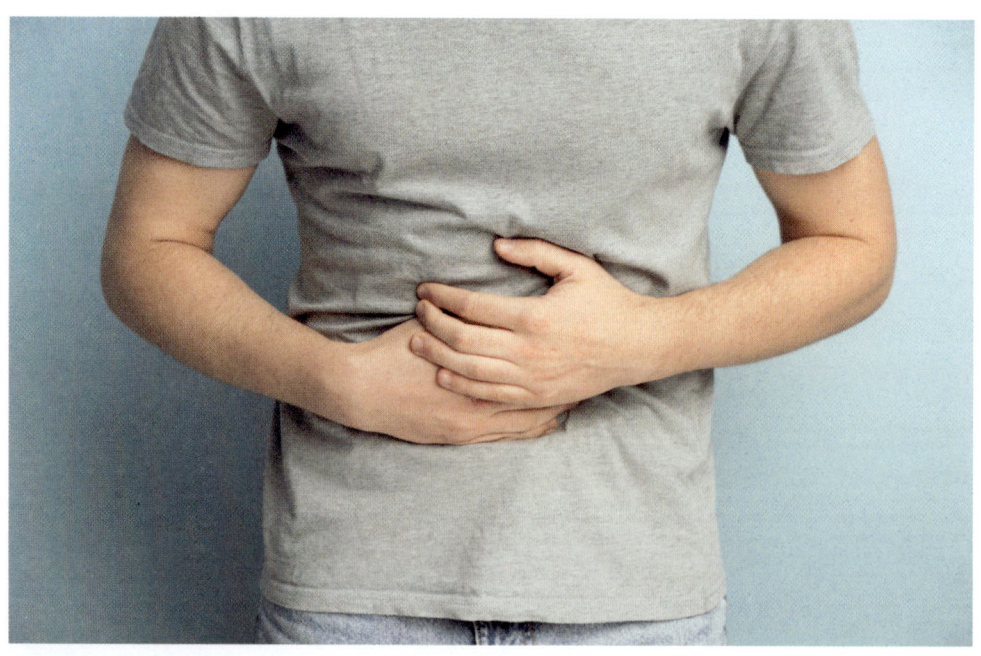

▲ 空腹不等于"挨饿"

 空腹的关键在于科学管理进食时间,而不是一味挨饿。比如"16+8"断食法就是一种常用的方式:每天16小时空腹,剩下8小时进食,这样既能让身体有足够的修复时间,又能避免营养不足。

误区二: 断食后可以随便吃

空腹结束后,有些人会觉得终于解放了,毫无节制地开始吃比萨、炸鸡,喝一大杯奶茶。这不仅让之前的努力白费,还可能让血糖飙升、身体负担加重。很多人因为断食结束后"报复性进食",体重不降反升。

 空腹结束后的第一餐特别重要,选择低GI食物(如全谷物、蔬菜)和优质蛋白(如鸡蛋、鱼肉),能让身体更好地吸收营养,延续空腹的健康状态。

误区三: 多喝果汁、"零卡"饮料不影响

有人觉得空腹期间喝点儿果汁、可乐或"零卡"饮料没问题,但实际上果汁的果糖会破坏空腹状态,饮料中的人工甜味剂可能刺激食欲,干扰身体的代谢节奏。这些都会打乱你的空腹计划。

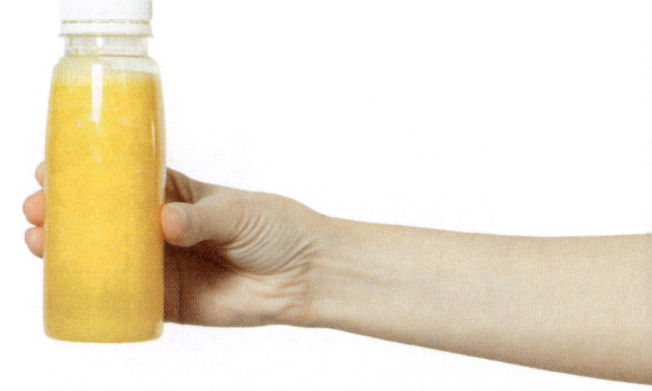

▲ 果汁和无糖饮料并不适合空腹计划

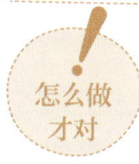

空腹期间，最安全的饮品是白水、绿茶或黑咖啡。它们既不会破坏空腹状态，还能帮助身体加快代谢，起到事半功倍的效果。

误区四：误把"警告信号"当正常

有些人在尝试空腹后，出现了头晕、极度疲惫或者胃部不适，还以为这是断食后的正常现象，但实际上这是身体在发出求救信号。如果盲目坚持，可能会伤害身体。

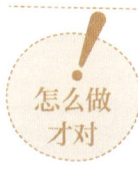

从短时间空腹开始，比如每天12小时，慢慢适应后再逐步延长空腹的时间。如果感到不适，要及时停止，调整方式或者咨询专业人士。

空腹其实是一门科学，不是随便饿肚子就能成功。避开这些常见误区，再用合理的方法调整饮食和生活习惯，才能真正发挥空腹的作用。

第四节
断食多久才有效？
找到属于自己的"时间密码"

很多人对断食感兴趣，最常问的一个问题就是"我需要空腹多久，才能看到效果？"。科学研究表明，断食的最佳时长与个人体质、目标和生活方式息息相关，并不是越长越好，而是要找到适合自己身体的"时间密码"。

为什么时间至关重要

身体的能量来源是有优先级的。在正常饮食后，身体会首先消耗血液中的葡萄糖来供能，这个过程通常持续4小时左右。接着，身体会动用肝脏储存的糖原，这可以维持6~8小时。当这些糖原耗尽，身体才会开始进入"脂肪燃烧"模式，而这个切换点通常需要12小时的空腹状态。

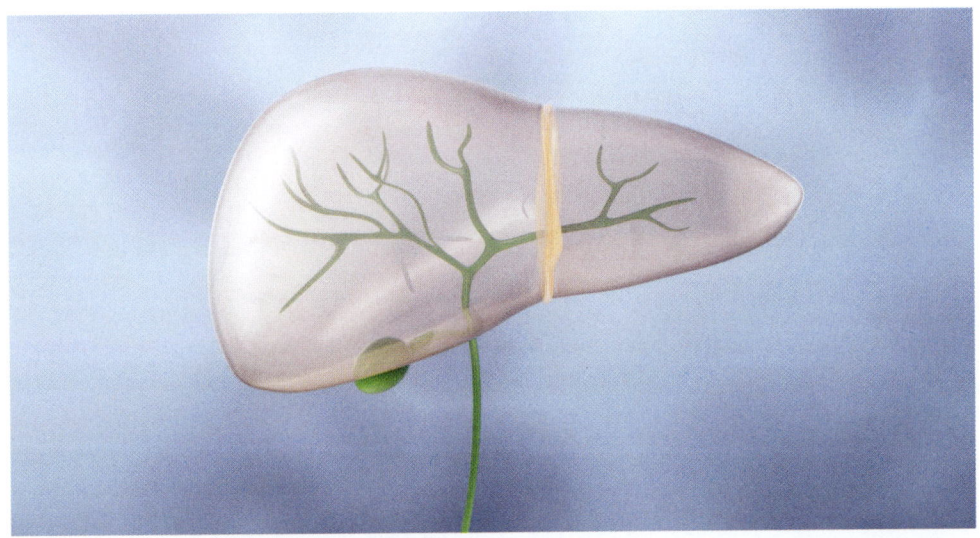

▲ 在空腹状态下，身体会消耗肝脏中储存的糖原

空腹状态时间继续延长，比如到16小时，身体不仅会燃烧脂肪，还会启动自噬过程，清理细胞废物和修复损伤。当断食超过24小时，修复过程可能会加速，但长期缺乏营养也可能给身体带来压力。因此，找到适合自己的"时间密码"尤为重要。

 ## 适合不同目标的断食建议

1 想减重

如果你想减掉多余的脂肪，可以尝试每周进行3~5次"16+8"断食法（16小时空腹，8小时进食）。这种方式简单易行，不需要大幅调整生活节奏，就可以让身体有足够的时间进入"燃脂状态"。

2 提升健康

如果你的目标是优化健康，比如改善胰岛素敏感性或减少内脏脂肪，那么每月尝试1~2次16小时断食是不错的选择，能给身体更多时间进行自我修复。

3 增强专注力和精神状态

短时断食（12~16小时）配合适度运动（如快走或慢跑），可以让大脑更加清晰，注意力更集中。这种方式特别适合工作忙碌又想快速改善状态的人。

断食结束后第一餐很关键

断食的效果不只由空腹时长决定，还取决于断食后的第一餐吃什么。经过长时间的空腹后，身体对营养的吸收效率会提升，如果选择不当的食物，比如高糖、高脂食物，会导致血糖飙升，反而影响健康。

建议断食结束后的第一餐选择以下食物。

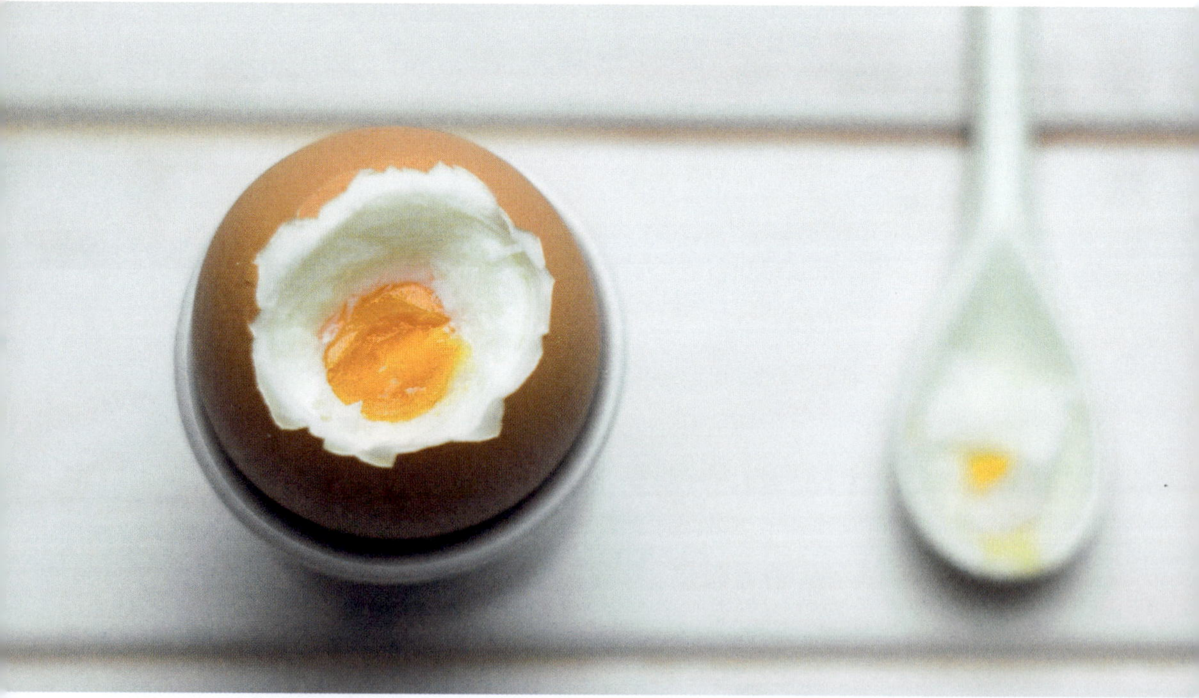

▲ 优质蛋白是断食后的首选

- **优质蛋白**：如水煮鸡蛋、鱼肉、豆腐，可帮助修复肌肉和细胞。
- **健康脂肪**：如牛油果、橄榄油，可提供稳定的能量来源。
- **低GI碳水化合物**：如糙米、红薯、藜麦，可避免血糖剧烈波动。

断食多久才有效，关键是找到适合自己的平衡点。可以从12小时起步，逐步延长到16小时，随时视自身状态调整。记住，断食不是一场耐力赛，而是一个与身体对话的过程。

小专题
断食的周期性
——给身体"开工"与"休息"的节奏

不要把断食当成一时冲动的尝试，而要把它视作一种长期的生活方式，通过科学安排周期性断食，让身体在"开工"和"休息"之间找到平衡，这样既能享受断食的益处，又不会因为过度断食而出现问题。

为什么需要周期性断食

人体的代谢系统非常聪明，可以适应各种生活状态。如果每天都坚持同样的断食模式，比如"16+8"，身体可能会进入"节能模式"，降低代谢率，以应对能量摄入的减少。这样一来，减脂效果会打折，身体还可能因为长期处于"饥饿"状态而感到疲惫，甚至引发营养不良等问题。

周期性断食的意义在于让身体有充足的时间适应，避免适应性减缓，同时通过灵活地调整断食时长和频率，激发身体的新陈代谢和修复能力。

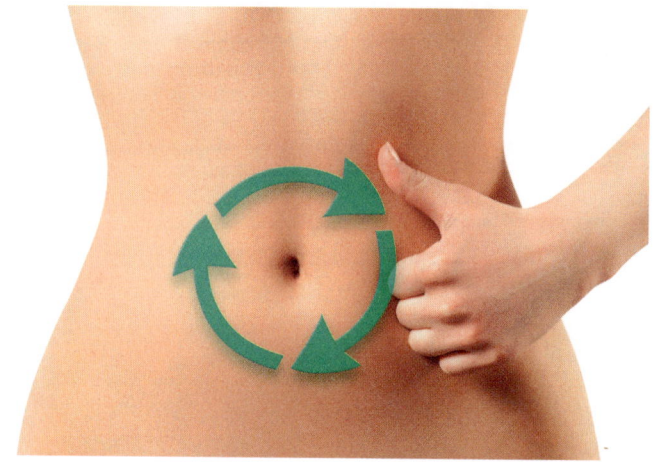

▲ 周期性断食可以让身体逐渐适应，从而避免发生各种不适

如何规划科学的周期性断食

每周至少一次"16+8"断食法

这是周期性断食的基础模式，也是最适合大多数人的入门方案。一天16小时空腹，8小时内进食。可以选择一周中的3～5天进行，其他日子恢复正常饮食。这种节奏不会对生活造成太大影响，但足以启动脂肪燃烧和细胞自噬。

灵活调整频率

身体状态并非一成不变。在工作压力大、生病或有高体能需求时，减少断食频率是更明智的选择。比如，可以从"16+8"断食调整为"12小时"断食，或者暂停24小时断食计划，优先保证身体的营养摄入。等身体恢复后，再逐步恢复周期性断食。

周期性断食的饮食要点

周期性断食的效果不仅与断食时间有关，还与进食窗口的饮食质量息息相关。以下是几个核心要点。

1 断食前(准备期3~7天)

在正式开始断食的前几天,逐步减少高糖、高脂肪食物的摄入,多选择富含膳食纤维的全谷物和新鲜蔬菜,搭配优质蛋白和健康脂肪。这样可以帮助身体平稳过渡到断食状态,避免突然空腹引起的不适。

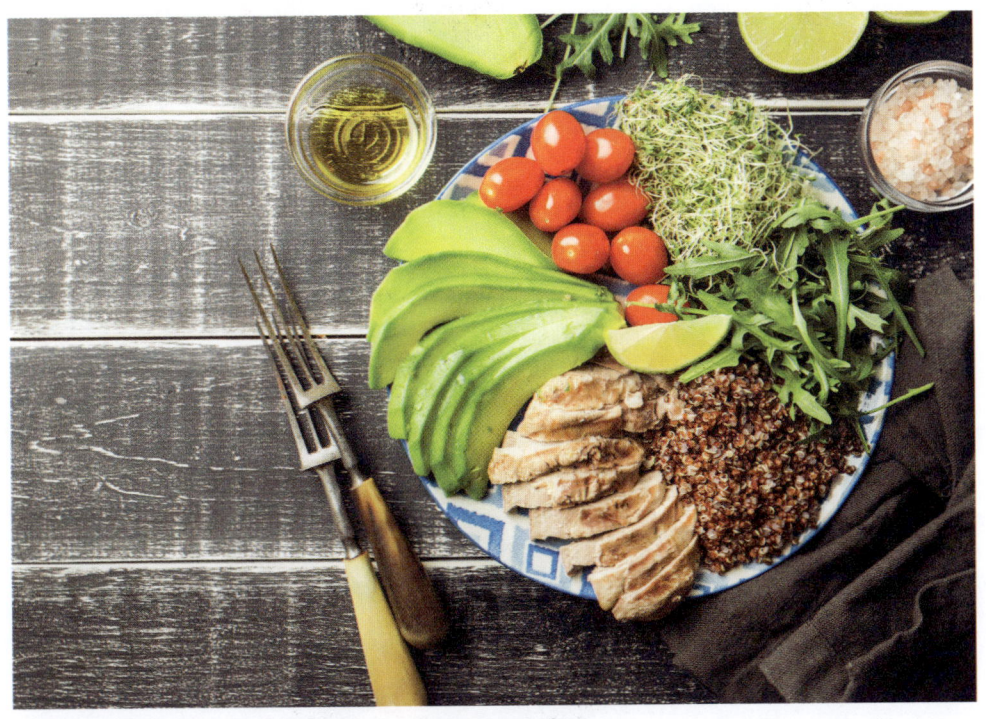

▲ 在断食的前几天,应该多选择全谷物、蔬菜和优质蛋白食物

2 断食期间(5~7天)

进食窗口内注重营养均衡,优先选择低GI碳水化合物(如糙米、燕麦)、优质蛋白(如鱼类、鸡蛋)和健康脂肪(如牛油果、橄榄油)。避免高糖、高脂肪的加工食品,以巩固断食效果。

3 断食后(复食期3~7天)

复食需要逐步恢复正常饮食,避免暴饮暴食。建议从易消化的食物开始,比如蒸菜、蔬菜汤和粥类。逐步增加蛋白质和全谷物的比例,让身体平稳适应。

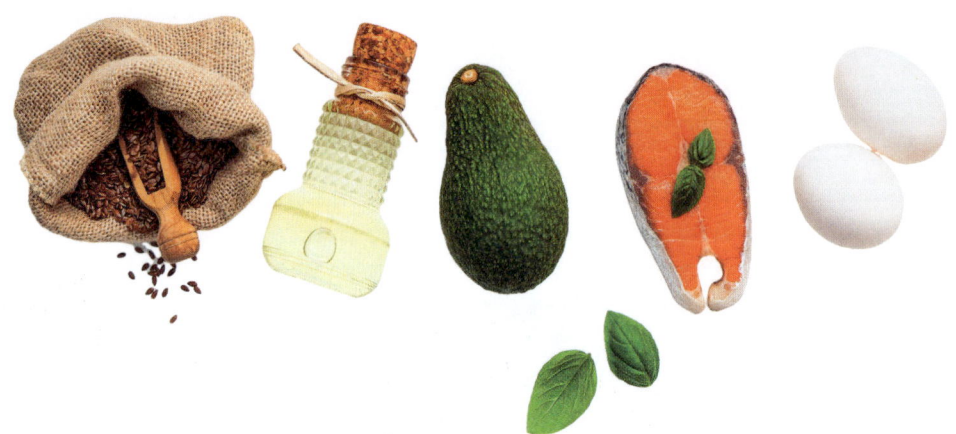

▲ 在进食窗口，应选择低GI的碳水化合物、优质蛋白和健康脂肪

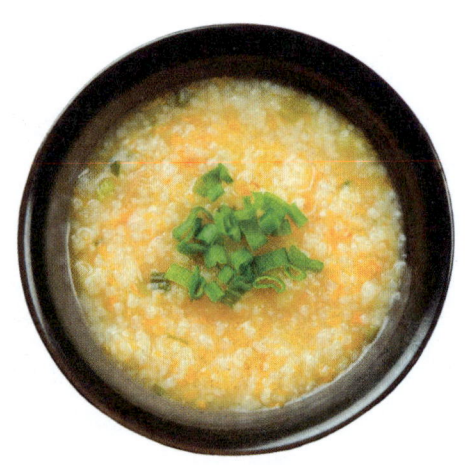

▲ 在复食期，可以从容易消化的食物开始

周期性断食就像一场马拉松，而不是短跑冲刺。科学的规划可以让身体适应并享受"开工"和"休息"的节奏，这样既能燃烧脂肪、清理垃圾，又能避免不必要的副作用。当身体在"进食"和"空腹"之间找到平衡之后，你会发现，实施断食计划其实没有那么难。

PART 3

开启改变
承上启下的空腹准备

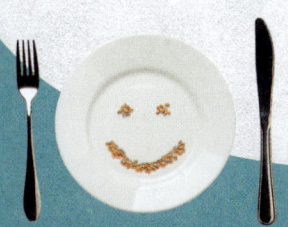

第一节
断食前的科学饮食原理
——优化营养结构，逐步适应轻食饮食

断食并不是说停就停，而是需要一段身体和心理共同准备的调整过程。如果把身体比作一台发动机，那么断食就是一次调速，在调速之前，我们需要让发动机慢慢减速，而不是直接急刹车。断食前的饮食准备，正是这个"减速"阶段，它可以让身体更轻松地进入空腹状态，减少突然断食可能带来的不适感。

为什么断食前需要饮食准备

很多人对断食有误解，以为只要一口不吃就算开始了。这样的做法不仅会让身体不适，还会使断食变得很痛苦。通常建议断食前的饮食准备期持续3~7天，目的是让身体逐步适应低能量、轻负担的饮食模式，同时减少高糖、高脂食物的干扰。这一过程可以有效缓解断食初期的低能量感，最大程度地减少身体的不适反应。

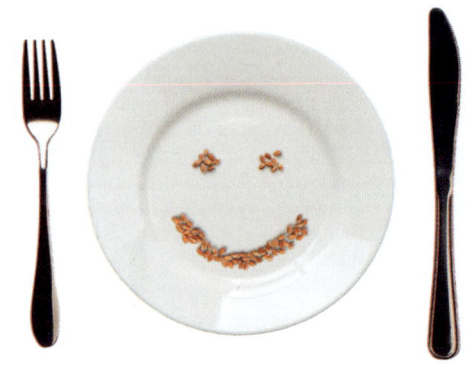

▲ 错误的断食方法会让身体很难适应

逐步减少糖分和油脂，为空腹"预热"

日常高糖、高脂的饮食，尤其是甜点、饮料和油炸食品，可能是身体能量的主要来源。但这些快速释放的能量会让身体产生习惯性依赖，一旦突然中断摄入，身体就会产生强烈的低血糖反应，比如头晕、疲倦，甚至情绪不稳定。因此，在断食前的2~3天，可以逐步减少高糖和高脂肪食物的摄入，给身体一个缓冲的过程。

具体如何调整？可以从用中低GI的碳水化合物食物代替高GI碳水化合物食物开始。比如用糙米、燕麦代替大米饭和蛋糕。这些食物能以更稳定的速度释放能量，减少能量骤降带来的不适感。

增加膳食纤维和优质蛋白，让身体储备"好能量"

在过渡阶段，膳食纤维和优质蛋白是身体的"最佳搭档"。膳食纤维的优势在于它能让你更有饱腹感，同时改善消化，在断食前做好肠道清理。例如，可以多吃一些富含膳食纤维的蔬菜（如西蓝花、菠菜）和杂粮（如藜麦、糙米）。

优质蛋白同样不可或缺，比如鱼肉、鸡蛋、豆腐等。这些食物不仅能保护肌肉不因断食而流失，还能给身体提供修复和代谢所需的营养储备。尤其是鱼类中的ω-3脂肪酸，还有助于减少炎症反应，为身体的修复提供支持。

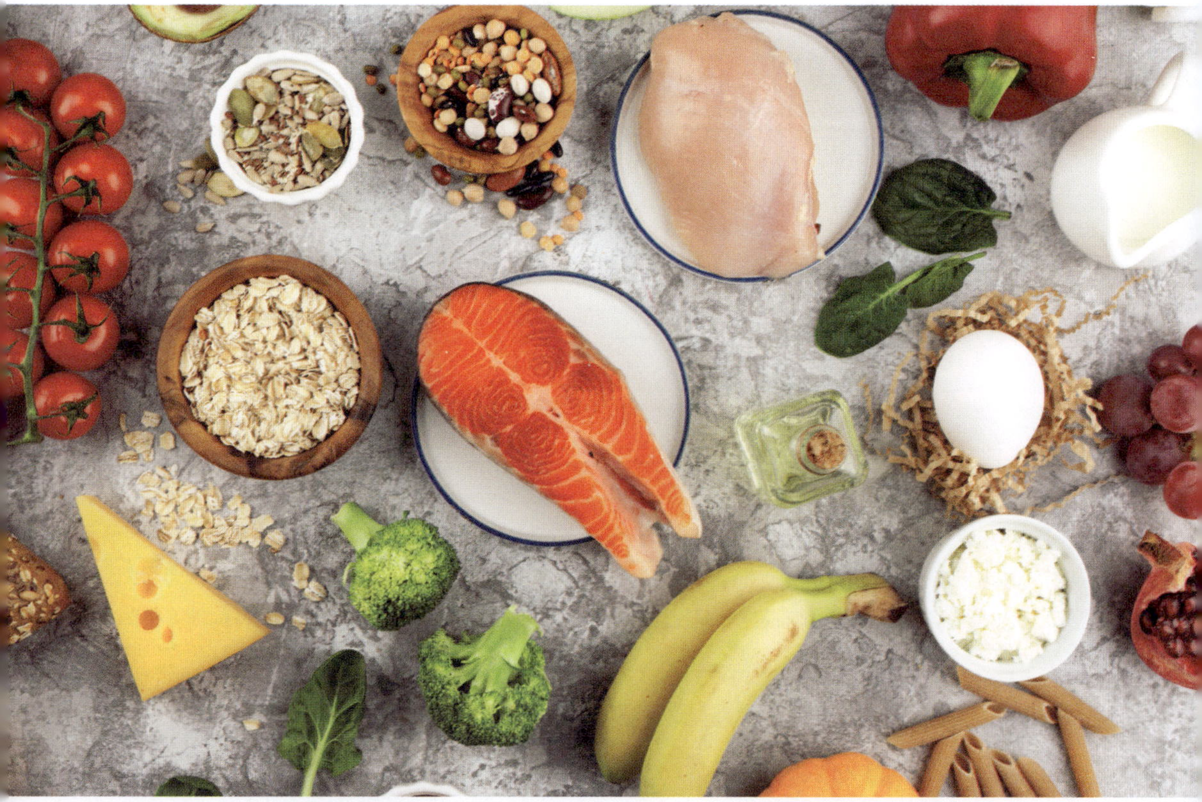

▲ 适当增加膳食纤维和富含优质蛋白的食物

避免剧烈转变,从"重口味"到"轻负担"逐步过渡

如果你平时饮食偏重,比如经常吃重油、重盐、大分量的食物,那么突然改为清淡饮食甚至断食,会让你的身体和味觉系统产生强烈的不适。这就像让一个习惯跑高速的车突然停下来,肯定会有强烈的惯性反应。

正确的方式是逐步减少能量摄入,慢慢让身体适应轻食饮食。比如,原本习惯两荤一素的饭菜,可以改成一荤两素;原本习惯吃到饱,可以逐步减少到七分饱。这样做,不仅可以逐渐减轻胃肠道的负担,也可以让大脑适应"少吃一点"的节奏,避免断食时产生强烈的饥饿感。

 ## 过渡期的核心目标是什么

断食前的饮食调整核心在于帮助身体从"无序吃"到"有序控"的过程,这是一种心理和生理上的双重适应。通过减少糖分和脂肪的干扰、补充优质营养、控制进食量,让身体更好地为断食做准备,使胃口和能量需求逐步回归到一个合理的状态。

这个过渡期并不复杂,也不需要严格的限制,关键在于一点点调整,让身体慢慢找到平衡,为断食做好准备,也为身体的轻松重启打下基础。

第二节

断食前的心理准备
——调整心态,建立积极的断食预期

身体的适应是基础,心理上的准备才是断食成功的关键。很多人开始断食时,往往会担心"我会不会饿得受不了"或者"断食会不会让我虚弱",这种心理上的紧张和恐惧,比身体的不适更容易让人半途而废。

明确断食的意义，给自己定一个清晰的目标

首先，要明白断食并不是为了"虐待"自己，而是给身体和消化系统"放个假"。通过适当的空腹，身体能更高效地启动修复机制，减轻代谢负担。设定一个正向的目标，比如"我希望通过断食让自己更轻松，更健康"，会比单纯想着"我要瘦下来"更让你对断食充满动力。

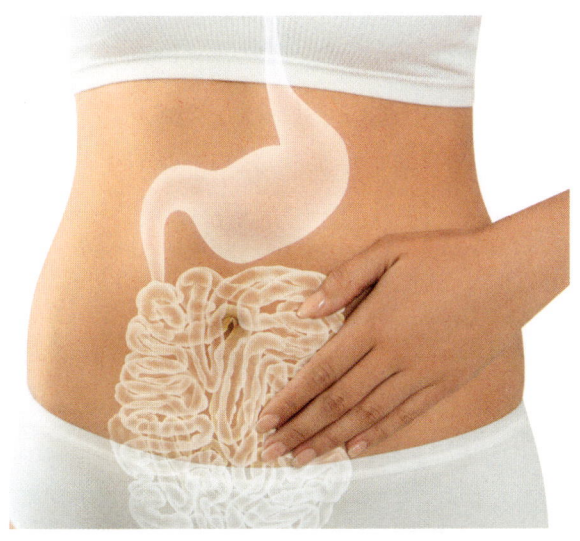

▲ 断食不是"虐待"自己，而是减轻代谢负担

 ## 正视断食中的饥饿感，把它当作身体的信号

断食初期的饥饿感是正常的，它并不可怕。这种感觉并不是身体真的缺乏能量，而是消化系统的习惯性反应。告诉自己："这只是我的身体在适应新的节奏，它很快会过去。"学会和饥饿感"和平共处"，而不是害怕或抗拒它，这种态度的转变是心理准备的重要一环。

 ## 消除对断食的误解，减少心理负担

很多人对断食抱有误解，比如"断食会让我的身体变虚弱"或者"断食会让身

体储存更多脂肪"。但事实上，科学的断食不仅不会损害健康，反而会帮助身体运作变得更高效。了解断食的科学原理，以及如何启动脂肪燃烧和细胞修复机制，可以帮助你更从容地面对断食。

 规划好断食期间的生活节奏，减少突发状况

在断食前，尝试规划好断食期间的时间安排，比如选择相对轻松的假期开始断食，避免在需要高强度体力或脑力的工作日断食。同时，也可以提前和家人朋友沟通，让他们理解并支持你的断食计划，减少不必要的干扰和诱惑。

心理准备的核心是调动内在动力，让你对断食充满信心而非抗拒。只有身心同步做好准备，断食才会成为一种轻松的体验，而不是一场痛苦的硬仗。

第三节
断食前食谱推荐

本书推荐的食谱，食材用量均为一人份，请根据实际需求酌情调整。
液体基本用量标准如下：

> 1茶匙≈5毫升 • 1汤匙≈15毫升 • 1杯≈240毫升

以下食谱为"16+8"断食法的准备阶段设计，帮助你逐步适应轻食饮食，为后续断食奠定基础。

断食前1~3天准备食谱

第一天

早餐　燕麦粥配苹果片

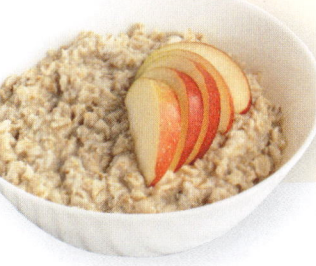

食材：燕麦25克，苹果1/4个。

做法：

1. 水煮沸后加入燕麦，用小火煮约10分钟至黏稠，盛入碗中。
2. 苹果洗净，去核切片，摆在燕麦粥上即可。

烹饪时长：约15分钟

> Tips：燕麦和苹果的饱腹感较强。可以使用即食原味燕麦，节约烹饪时间。

午餐　蒸蔬菜沙拉

食材：西蓝花50克，胡萝卜半根。

调料：橄榄油1茶匙，黑胡椒、盐各少许。

做法：

1. 西蓝花和胡萝卜分别洗净，西蓝花掰成块，胡萝卜切丁，用蒸锅蒸约10分钟至熟。
2. 出锅后淋上橄榄油，撒少许黑胡椒和盐即可。

烹饪时长：约15分钟

> Tips：尽量保留蔬菜的原味，少量调味，减少油盐摄入。

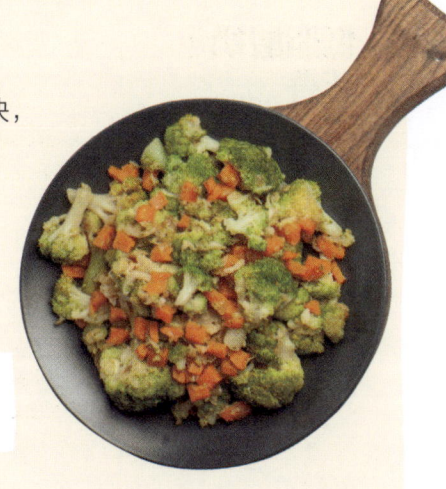

晚餐
清淡南瓜汤

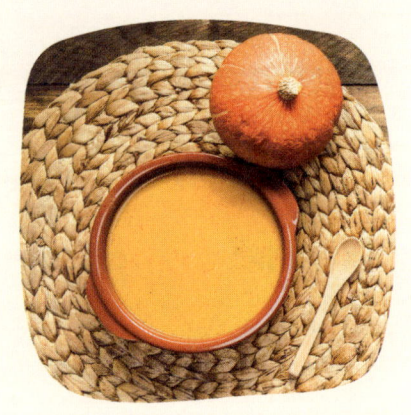

食材：南瓜100克。

调料：盐少许。

做法：

1. 南瓜洗净，去皮除子，切块，加水煮约15分钟至软烂。
2. 加入少许盐，搅拌均匀即可。

烹饪时长：约20分钟

Tips │ 南瓜富含膳食纤维和胡萝卜素，口感柔滑，适合轻食晚餐。

第二天

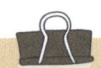

早餐
低脂酸奶 +
蓝莓

食材：低脂酸奶120毫升，蓝莓25克，亚麻籽粉1茶匙。

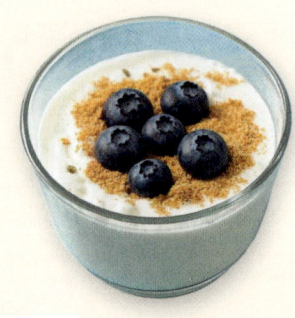

做法：

将酸奶倒入碗中，撒少许亚麻籽粉，加入洗好的蓝莓即可。

烹饪时长：约5分钟

Tips │ 蓝莓富含抗氧化剂，有助于早晨清肠润胃。亚麻籽粉可补充膳食纤维。

**午餐
鸡胸肉沙拉+
全麦面包**

食材： 鸡胸肉100克，芝麻菜50克，小番茄4颗，松子仁10克，全麦面包2片。

调料： 橄榄油1茶匙，黑胡椒粉、盐各少许。

做法：

1. 鸡胸肉洗净，切条，用少许盐和黑胡椒粉腌制5分钟，用橄榄油煎至两面金黄备用。
2. 芝麻菜洗净，沥干水分；小番茄洗净，切块备用。
3. 将芝麻菜、小番茄块、煎好的鸡胸条混合，撒上松子仁，拌匀。搭配全麦面包即可。

烹饪时长： 约15分钟

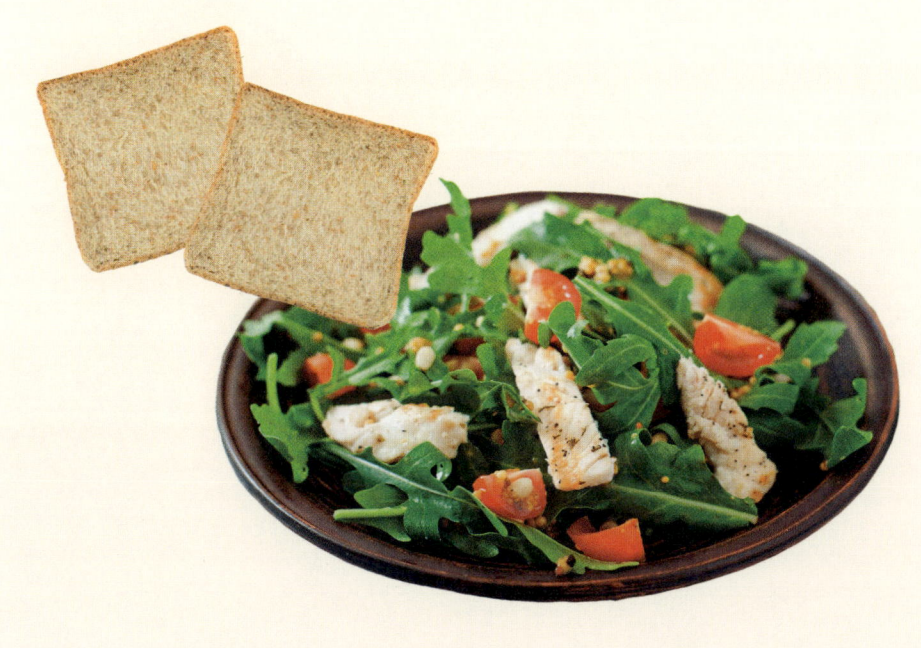

| Tips | 这道沙拉低脂高纤，芝麻菜富含维生素C，鸡胸肉提供优质蛋白。|

晚餐
番茄浓汤

食材： 番茄1个，胡萝卜半根，洋葱1/4个。

调料： 橄榄油5毫升，鸡汤100毫升，黑胡椒粉、盐、香菜段各少许。

做法：

1. 番茄、胡萝卜分别洗净，去皮，切块；洋葱洗净，切碎。
2. 锅中倒入橄榄油，加热后爆香洋葱碎，加入胡萝卜块、番茄块翻炒3分钟。
3. 倒入鸡汤，煮约15分钟至蔬菜软烂，使用料理机将汤搅打成浓汤。
4. 将浓汤倒回锅中，加少许盐和黑胡椒粉调味，继续煮至微沸，撒上香菜段点缀即可。

烹饪时长： 约25分钟

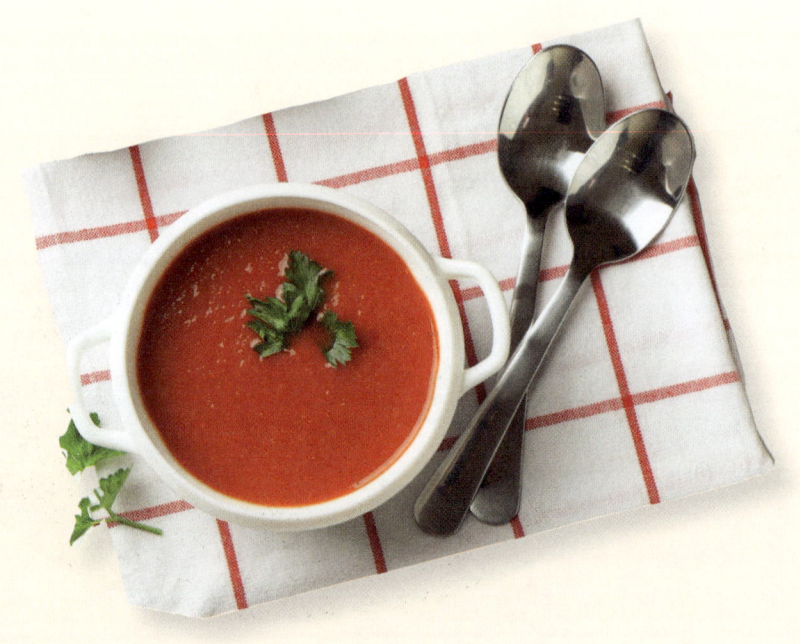

Tips 橄榄油富含健康的不饱和脂肪酸，搭配番茄和胡萝卜打成浓汤，既保留了汤的浓郁口感，也更加适合健康饮食需求。

第三天

早餐
水煮蛋+全麦面包

食材：鸡蛋1个，全麦面包2片。

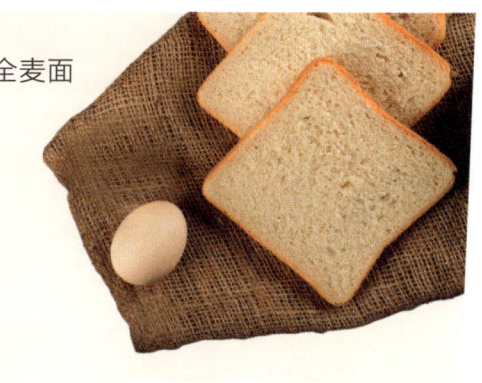

做法：

鸡蛋洗净，水煮6~8分钟至蛋黄凝固。配全麦面包即可（可按个人口味撒少量黑胡椒粉或涂抹适量酸奶）。

烹饪时长：约10分钟

Tips | 鸡蛋提供优质蛋白，全麦面包富含碳水化合物，适合早晨饱腹。

午餐
鳕鱼配蔬菜+糙米饭

食材：净鳕鱼100克，糙米50克，西蓝花30克。
调料：橄榄油1茶匙，盐少许。

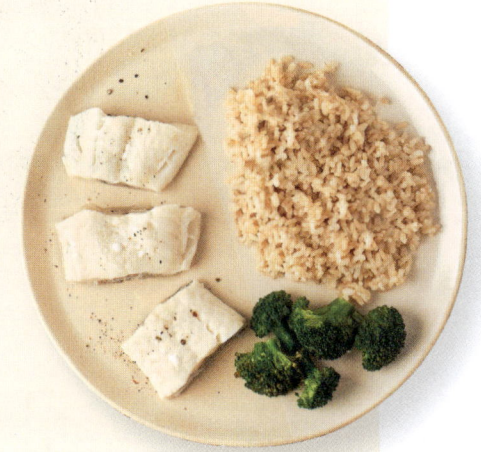

做法：

1. 净鳕鱼切块，用少量盐腌制，蒸约8分钟至熟；西蓝花洗净，切块，焯熟；糙米洗净，提前蒸好装盘。
2. 将鳕鱼、西蓝花装盘，淋上少量橄榄油和盐即可。

烹饪时长：约20分钟

Tips | 蒸煮可保持食材营养，鳕鱼低脂，配糙米饭易消化。

晚餐
紫菜豆腐汤

食材： 嫩豆腐100克，紫菜5克。

调料： 香葱3克，盐少许。

做法：

1. 豆腐洗净，切块。
2. 锅中加水煮沸，加入豆腐块和紫菜，煮3~5分钟，撒上香葱碎，加少量盐调味即可。

烹饪时长： 约10分钟

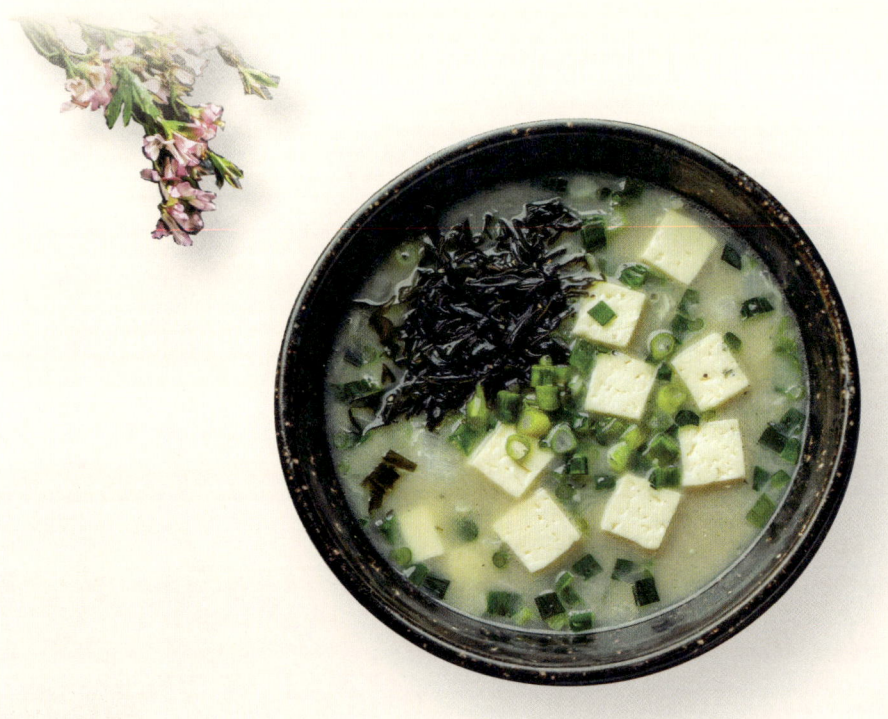

Tips｜豆腐汤低脂清淡，当作晚餐可帮助肠胃轻松过渡到断食状态。

断食前准备期7天食谱

天数	早餐	午餐	晚餐	加餐	重点
第1天	燕麦粥配苹果片	蒸蔬菜沙拉（西蓝花、胡萝卜）	清淡蔬菜汤（南瓜汤）	少量坚果	尽量选择新鲜食材，避免加工食品，减少油腻
第2天	低脂酸奶+蓝莓	鸡胸肉沙拉（少油）+全麦面包	番茄浓汤	苹果或梨	膳食纤维能帮助清理肠胃，使其逐步适应减少高脂、高糖饮食
第3天	水煮蛋+全麦面包	鳕鱼配蔬菜+糙米饭	紫菜豆腐汤	橙子或小份坚果	早餐蛋白质要充足，以补充上午所需能量；减少盐分摄入
第4天	小米粥+蒸南瓜	清蒸鸡胸肉+蔬菜沙拉（加少量橄榄油）	紫菜蛋花汤	蓝莓	从第四天开始晚餐更清淡，进一步减少胃肠负担，为断食做准备
第5天	燕麦片+少量坚果	番茄炖豆腐+蒸西蓝花	清淡鸡肉汤+少量杂粮饭	水煮胡萝卜	确保饮水量充足，每天至少1500毫升，帮助排毒
第6天	蒸南瓜+少量牛奶	少油炒蔬菜+豆腐+少量糙米	蔬菜清汤（如洋葱汤）	小黄瓜或胡萝卜	饮食更清淡，尽量减少米饭和面食比例。晚餐要"轻"，方便空腹过夜
第7天	红枣小米粥	蔬菜汤+豆腐蒸青菜	番茄鸡蛋汤	若有饥饿感，可食少量坚果或温水	第七天尽量以小米粥或蔬菜汤为主，提前适应即将到来的断食

注：以上食谱仅供参考，具体操作时可根据食材情况酌情增加绿叶蔬菜。

小专题
空腹与体质
——针对不同体质的断食方式

不同体质的断食建议

 易疲劳体质

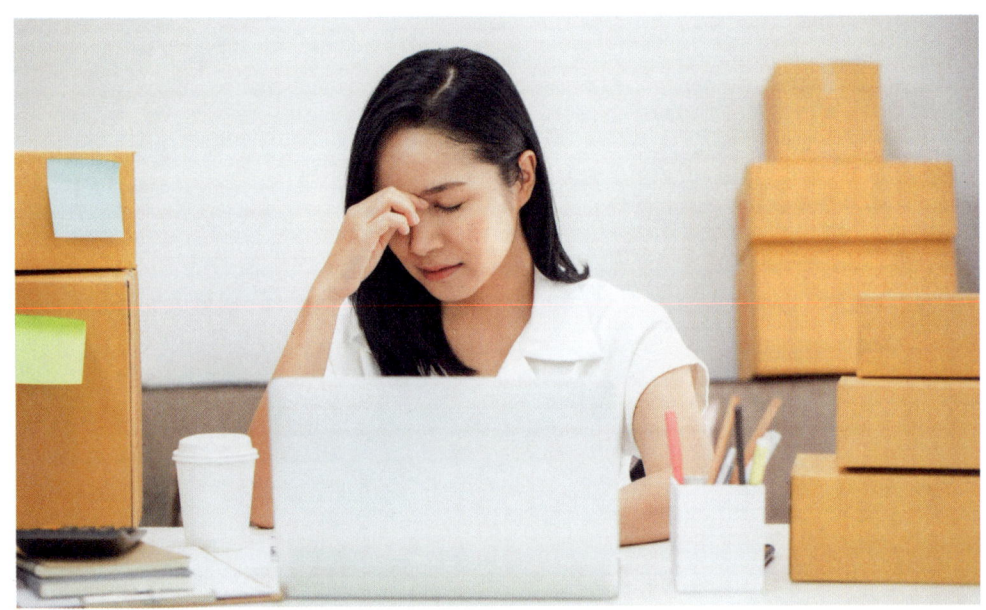

▲ 易疲劳体质的人很容易感到疲惫和头晕

表现特点： 容易感到疲惫、头晕，稍微饿一会儿就没精神，甚至会有低血糖反应。

建议开始时段更短： 从12小时空腹（如头天晚上8点到第二天早上8点）开始，逐步过渡到"16+8"断食方式。

食物选择更温和： 断食结束后的第一餐以中低GI碳水化合物食物（如豆类）为主，搭配一些优质蛋白食物（如水煮蛋或鱼肉），避免血糖迅速波动。

频率较低： 每周进行2次断食即可，不宜过于频繁。

新陈代谢快、容易饥饿体质

表现特点： 容易感到饿，一吃马上恢复精力，身体代谢快。

建议"16+8"断食法： 这类人更容易适应16小时空腹、8小时进食的模式。

多补充健康脂肪： 在进食窗口，适量摄入健康脂肪（如牛油果、坚果）和优质蛋白，延长饱腹感，让下一次空腹更轻松。

灵活安排运动： 可以尝试在空腹状态下进行轻量运动，如散步或练瑜伽，有助于加速脂肪燃烧。

寒性体质

表现特点： 四肢冰凉，容易感到冷，在空腹时会觉得胃部不适。

建议短时断食： 建议从12小时空腹开始，避免过长时间的断食。

多吃温暖食物： 在进食窗口，选择温热的食物，如温热的汤类、煮熟的蔬菜等，避免生冷食物。

配合少量热饮： 空腹期间可以适量饮用温水、热茶（如绿茶、红茶），既能帮助暖身，也能缓解饥饿感。

消化不良型体质

表现特点： 容易腹胀、胃酸，断食期间可能出现胃肠不适。

建议注重食物选择： 断食结束后的第一餐尽量避免油腻、刺激性食物，比如辛辣食品或过甜的点心。

断食时长循序渐进： 从12小时断食开始，逐步增加断食时间，给消化系统足够的适应过程。

适当增加膳食纤维： 比如将西蓝花、胡萝卜切碎后蒸熟食用，既能促进肠道健康，又不会加重胃部负担。

断食期间最重要的是要倾听身体的反馈。如果感到头晕、乏力或者其他不适，要及时调整断食方式，比如缩短空腹时长或减少断食频率。同时，定期记录自己的感受，比如断食后的精力水平、胃口变化等，这样可以逐渐摸索出最适合自己的断食模式。

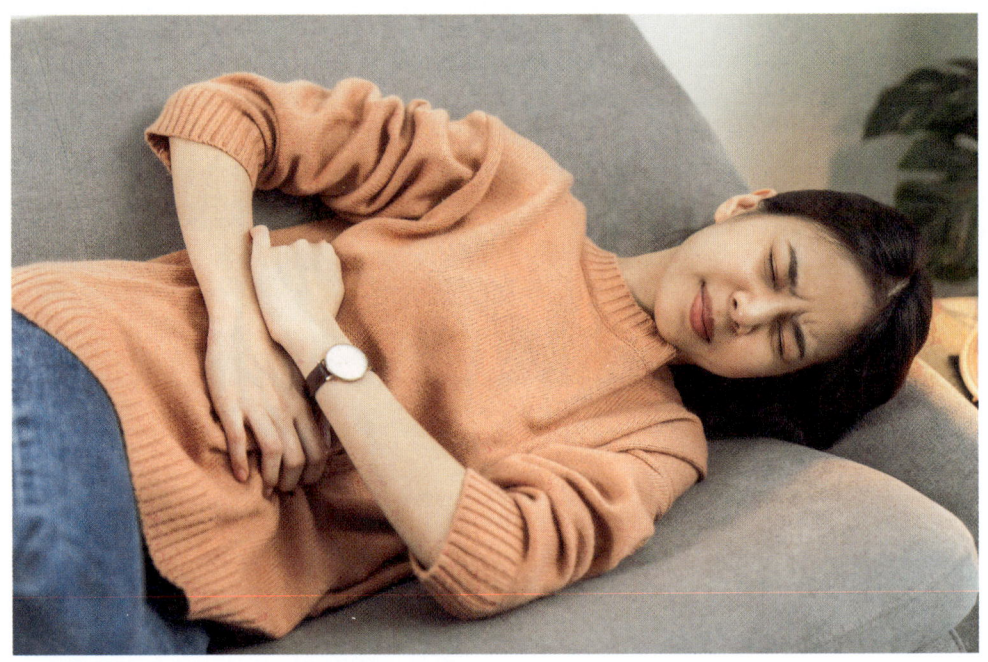

▲ 消化不良型的人容易在断食期间出现胃肠不适

强体力消耗人群

特点：日常工作需要较大的体力消耗，比如从事重体力劳动或经常健身。

建议避免长时间空腹：因为体力消耗大，这类人不建议进行超过16小时的断食。

注重进食窗口的营养密度：进食窗口中多摄入高营养密度的食物，如全谷物、优质蛋白（鸡胸肉、鱼类）食物和富含健康脂肪（橄榄油、坚果）的食物，以补充消耗的能量。

断食频率适中：每周断食2~3次足够，不需要每天都断食。

PART 4

唤醒身体
科学的断食法

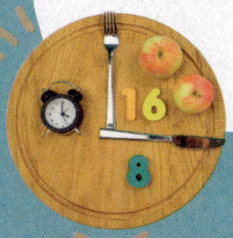

第一节
全球流行的 6 种断食法
——探索多样化的健康之路

断食方式并非"一招通吃",全球范围流行过多种断食模式,每一种都有其特点和适用人群。本节介绍全球流行的6种断食法,其中包括简单易行的"16+8"断食法、灵活性强的"5:2"轻断食法、挑战性较大的隔日断食法等。这些方法各具特色,大家可根据自身情况进行选择。

在众多断食方法中,"16+8"断食法因其科学依据扎实、操作简单且不影响日常作息,成为最被大众接受的入门级断食方式。因此,本书将以"16+8"断食法为重点,帮助大家科学地规划断食时间与饮食结构,从而最大化地获取健康收益。

1 "16+8"断食法

| 模式 | • 每天空腹16小时,剩下8小时为进食窗口。 |

| 科学原理 | • 空腹超过12小时后,身体开始燃烧脂肪作为能量来源。
• 激活自噬功能,清理受损细胞。
• 改善胰岛素敏感性,帮助稳定血糖。 |

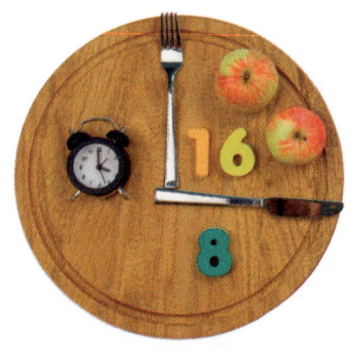

▲"16+8"断食法简单易行,燃脂和抗炎效果都很显著

| 优点 | • 简单易行,不影响日常生活。
• 对燃脂、抗炎和代谢健康均有益处。
• 初试者易上手,无须特别调整饮食。 |

缺　　点
- 对晚餐时间要求较高，部分人群可能难以坚持。
- 可能不适合低血糖患者。

注意事项
- 初试者可从12小时空腹开始逐步适应。
- 进食窗口应选择健康饮食，避免高糖、高脂食品。

2 "5∶2" 轻断食法

模　　式
- 每周5天正常饮食，另外2天将能量摄入限制在500~600千卡。

科学原理
- 在低能量日，身体通过燃烧脂肪补充能量。
- 增强胰岛素敏感性，减少内脏脂肪堆积。
- 激活轻度自噬，有助于减少炎症。

优　　点
- 每周仅需2天轻断食，压力较小。
- 灵活性高，适合大多数人。
- 改善代谢和体重管理效果显著。

缺　　点
- 轻断食日可能感到饥饿，部分人群易在断食后暴饮暴食。
- 需要一定的意志力和能量控制能力。

注意事项
- 轻断食日饮食应注重蛋白质和膳食纤维摄入，避免单纯吃碳水化合物食物。
- 2天轻断食需错开，避免连续进行。

3 隔日断食法

模　　式
- 一天正常饮食，下一天限制能量在500~600千卡或完全禁食。

科学原理
- 通过更长时间的能量缺口，促进更深层的脂肪燃烧。
- 显著改善胰岛素敏感性，降低慢性炎症。
- 加速自噬功能，细胞修复效果显著。

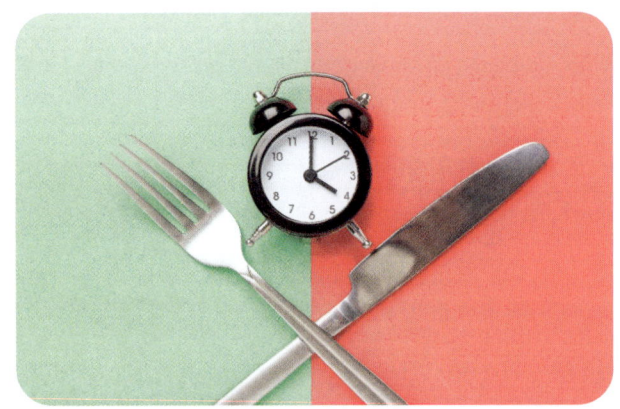

▲ 隔日断食法燃脂效果显著，但不适合新手

优　　点
- 燃脂效果显著，适合进阶人群。
- 对体重管理和慢性病防控有效。

缺　　点
- 饥饿感较强，不适合新手。
- 长期坚持较为困难，对心理状态要求较高。

注意事项
- 可搭配轻运动，避免高强度训练。
- 确保正常饮食日的营养均衡。

4 24小时断食法

模　　式
- 每周1次或每月2次完全禁食24小时。

科学原理
- 24小时断食能深度激活自噬功能，清理受损细胞。
- 显著减少内脏脂肪，优化代谢功能。
- 对免疫系统重启有一定帮助。

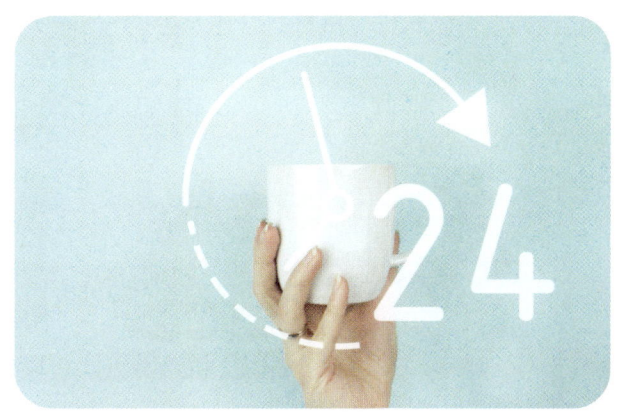

▲ 24小时断食法能显著减少内脏脂肪，但饥饿感较强

优　　点
- 内脏脂肪清理效果显著。
- 每月仅需1~2次，时间投入少。
- 有助于调节炎症水平，增强身体修复能力。

缺　　点
- 饥饿感较强，部分人群可能会出现低血糖。
- 不适合有基础疾病或体力需求较高的人群。

注意事项
- 初次尝试建议选择从头天晚餐到次日晚餐的24小时。
- 断食结束后应选择轻食复食，避免暴饮暴食。
- 24小时断食法对身体要求较高，此处仅作介绍，不推荐尝试。

5 MOAD断食法（一天一餐）

模　　式
- 每天只吃一顿饭，其余时间禁食。

科学原理
- 极度压缩进食时间，身体进入强力燃脂模式。
- 激活细胞自噬力，刺激激素分泌，对调节代谢和脂肪分布有积极作用。

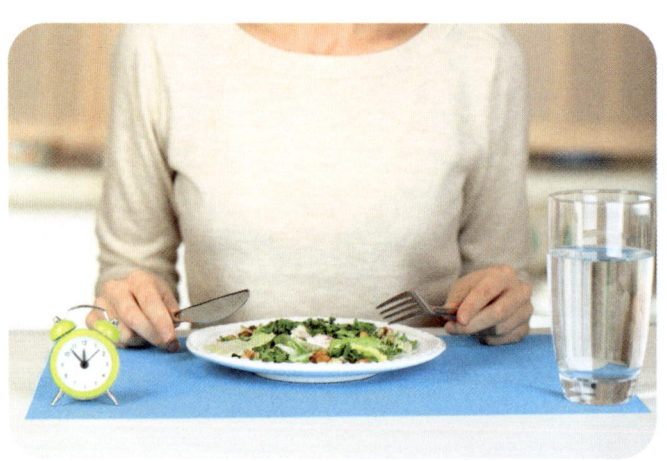

▲ MOAD断食法适合短期减脂，但营养均衡难以保证

优　　点
- 强效燃脂，适合短期减脂目标。
- 时间管理简单，一天只需规划一餐。

缺　　点
- 难以长期坚持，营养均衡难以保障。
- 对体力消耗大的人群和有基础疾病的患者不适合。
- 易引发暴饮暴食，影响消化系统和代谢。

注意事项
- 每日一餐应确保营养全面，要包括优质蛋白食物、富含健康脂肪的食物和蔬菜。
- 不建议长期使用，应与其他断食法交替进行。

6 12小时轻断食法

模　　式
- 每天空腹12小时，进食窗口12小时。

科学原理
- 通过短时断食，帮助身体调整血糖水平。
- 可对消化系统进行温和保护。

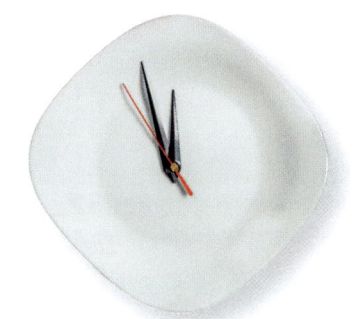

▲ 12小时轻断食不要求改变饮食结构，但健康效果不如其他断食法明显

优　　点
- 门槛低，适合初试者和健康状态一般的人。
- 不需要改变饮食结构，对日常生活影响最小。

缺　　点
- 燃脂效果有限。
- 激活自噬和深度修复作用较弱。

注意事项
- 晚餐应尽量提前，保证睡觉前有足够的消化时间。
- 适合用作断食的过渡或辅助方式。

这6种断食方式适用于不同人群和需求，可以结合自身目标，选择合适的模式，实现最佳的健康效果。对于断食初试者，"16+8"断食法是最佳选择。接下来就让我们走入"16+8"断食法，开启健康断食之旅。

第二节
"16+8"断食法
——科学高效的空腹核心策略

在现代生活中,健康和效率常常需要兼得,而"16+8"断食法正是实现这一目标的好策略。这种断食模式的核心是将一天分为16小时的空腹期和8小时的进食期,该模式不仅操作简单,还有坚实的科学研究证明其效果。它是全球最流行的断食法之一,适合初试者,也是长期健康管理的优选。

空腹的力量:为什么16小时这么特别

16小时并不是随意设定的,而是基于人体代谢机制和生物节律设计的。当我们吃东西时,身体会优先使用血液中的葡萄糖作为能量来源,剩余部分转化为肝糖原储存起来。这一能量储备能维持6~8小时。

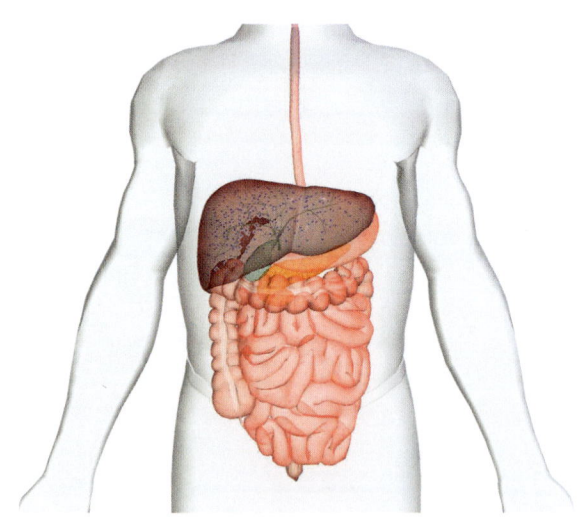

▲ 在16小时的空腹时间里,身体会加速脂肪燃烧

当能量储备耗尽,身体才会启动脂肪分解模式,将脂肪转化为能量。这一过程通常在空腹12小时后开始加速,而16小时的空腹可以让脂肪燃烧更加充分,同时激活身体的自我修复机制——自噬。

为什么8小时进食窗口是"黄金时段"

8小时的进食窗口给予了足够的时间补充能量,且不会造成消化系统的过度负担。相比24小时断食,"16+8"模式更接近日常生活节奏,也减轻了长时间空腹带来的饥饿感。比如,从中午12点开始进食,晚上8点结束,在正常享用午餐和晚餐的同时,还能加入一份健康零食。

不过,8小时的进食窗口并不意味着可以随意进食。进食质量决定了断食的最终效果。要选择富含优质蛋白、健康脂肪和低GI碳水化合物的食物,这样既能为身体提供能量,又能避免血糖的剧烈波动。

科学研究如何支持"16+8"断食法

2024年,北京协和医学院等多家医学院联合进行了一项为期30天的"16+8"限时饮食的临床试验。结果显示,进行"16+8"限时饮食的参与者当中有95.9%的人体重减轻,与抗衰老相关的血清指标有所提升,免疫细胞健康指标得到显著改善,甚至连肠道中的益生菌种类也有所增加。

不仅如此,"16+8"断食法还表现出强大的抗炎效果。慢性炎症是许多慢性病的根源,有研究表明,空腹期间身体会减少炎症因子的分泌,比

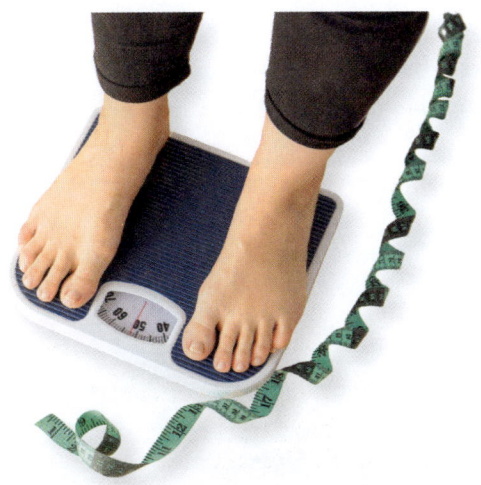

▲ 研究表明,"16+8"断食法对于体重管理效果明显

如C反应蛋白,从而减轻慢性炎症。这意味着长期坚持"16+8"断食法,不仅有助于体重管理,还能有效降低患心血管疾病、糖尿病等慢性病的风险。

实践中的难点与应对策略

初试者在实践"16+8"断食法时可能会遇到一些问题，比如空腹时的饥饿感或能量不足导致的疲惫感。这些问题可以通过循序渐进的方式解决。建议在断食前几天，逐步减少高糖、高脂肪食物的摄入，增加膳食纤维和优质蛋白的比例，以帮助身体平稳过渡到空腹状态。

进食窗口内的食物选择同样重要。富含优质蛋白的食物（如鱼肉、鸡蛋）、富含健康脂肪的食物（如牛油果、坚果）和复杂碳水化合物食物（如糙米、红薯）是理想的选择。这些食物能提供持久的能量，避免暴饮暴食的冲动。空腹期间则可以通过多喝水、无糖茶或黑咖啡来缓解饥饿感。

为什么"16+8"断食法是长期健康管理的优选

"16+8"断食法的优势在于它的灵活性和可持续性。相比其他更严格的断食模式，它并不会对日常生活造成太多影响，还可以根据自己的生活习惯灵活安排进食时间，比如早上7点开始进食，到下午3点结束；或中午12点开始进食，到晚上8点结束。

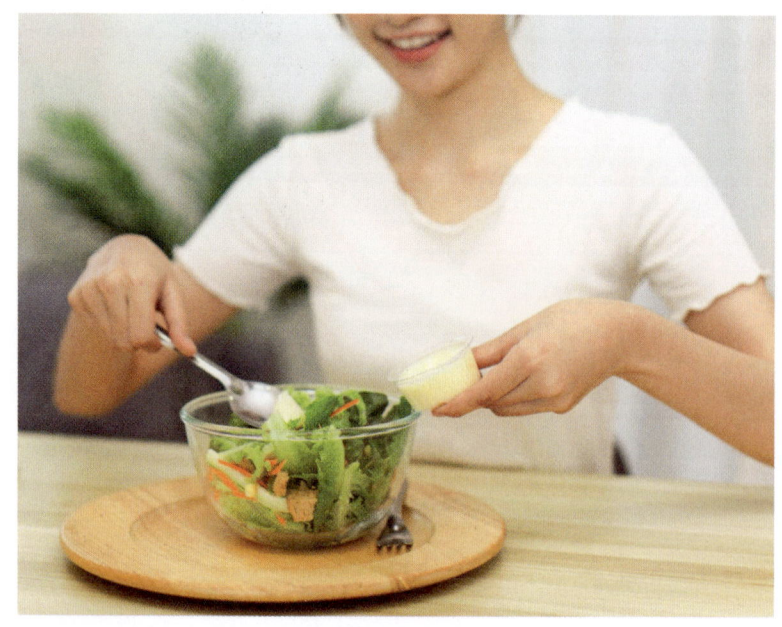

▲ 采用"16+8"断食法，你可以灵活安排进食时间

此外，这种模式还能带来很多"隐性"收益，比如提升专注力和增强免疫力。研究发现，短期空腹能提高神经元的活动效率，这也是为什么很多人在空腹状态下感觉头脑更清晰。

实施"16+8"断食法的注意事项

尽管"16+8"断食法适合大多数人，但并非人人都能轻松实践。孕妇、哺乳期女性、低血糖患者以及某些慢性病患者，在尝试任何形式的断食前都应咨询医生。此外，空腹期间缺乏水分可能导致脱水或头晕，所以要保证充足的水分摄入。

"16+8"断食法是一种科学性和可操作性兼备的健康策略。通过合理的时间管理和饮食规划，可达到燃烧脂肪、激活自噬、平衡血糖的目的，提升整体健康水平。如果你正在寻找一种易于坚持、效果显著的健康管理方式，"16+8"断食法是非常值得尝试的。

第三节
断食期的食谱推荐

进食窗口： 每天8小时（例如10:00~18:00）。

进食原则： 首选高膳食纤维、优质蛋白、健康脂肪类食物，避免高糖、高脂加工食品。

水分摄入： 空腹16小时内建议多喝水、无糖茶或黑咖啡，避免各种甜饮料。

第一天

早餐（10:00）牛油果全麦面包+煮鸡蛋

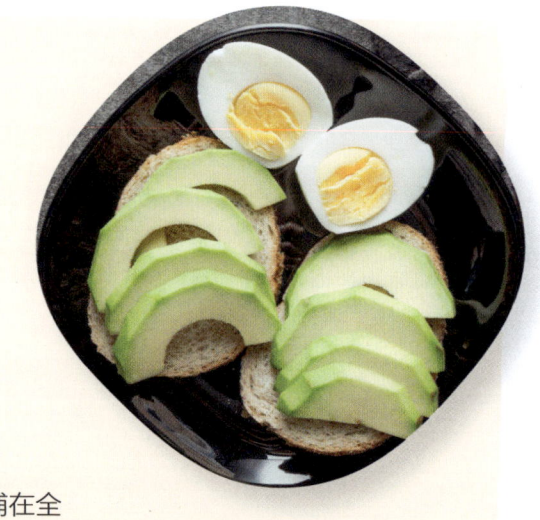

食材： 全麦面包2片，牛油果半个，鸡蛋1个。

调料： 盐少许。

做法：

1. 牛油果洗净，去皮除核，切片，铺在全麦面包上。
2. 鸡蛋煮熟，剥壳，对半切开，撒少许盐即可。

烹饪时长： 约10分钟

> **Tips** 牛油果提供健康脂肪，鸡蛋富含优质蛋白，有助于延长饱腹感。

午餐（14:00）
清炒五彩鲜蔬+米饭

食材：西蓝花、鲜香菇、玉米笋各50克，红彩椒、胡萝卜、甜豆各30克，米饭1碗。

调料：盐少许，蒜末10克。

做法：

1. 西蓝花洗净，掰成小朵；红彩椒洗净，切块；胡萝卜洗净，去皮，切片；鲜香菇洗净，切片；甜豆洗净，去老筋；玉米笋洗净，切段。
2. 锅中水烧开，将西蓝花、胡萝卜、甜豆、玉米笋焯水2分钟后捞出沥干。
3. 锅中油烧热，放入蒜末爆香，加入鲜香菇片翻炒1分钟，加入其他所有蔬菜，翻炒均匀，加入少许盐调味即可。

烹饪时长：约15分钟

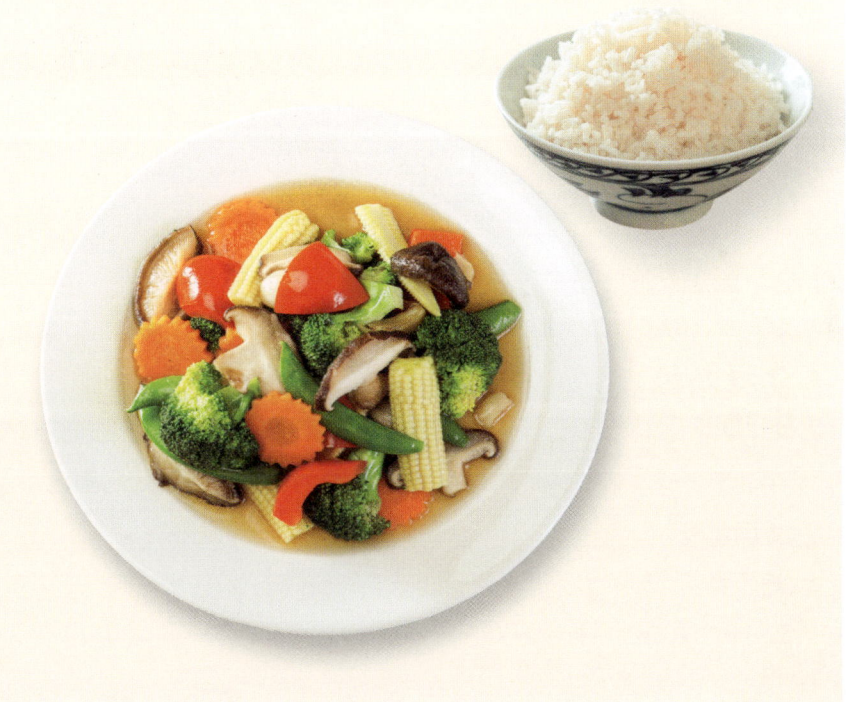

Tips｜这道菜食物种类丰富，营养均衡，色泽鲜艳。

晚餐（18:00）
紫菜蛋花汤

食材：紫菜5克，鸡蛋1个。
调料：盐、香油、葱花各少许。

做法：
1. 紫菜撕成小块，放入清水中煮沸。
2. 鸡蛋打散成蛋液，缓缓倒入沸水中，用勺子轻轻搅拌成蛋花，加入盐调味，撒上葱花，淋入少许香油即可。

烹饪时长：约10分钟

> **Tips** 紫菜富含碘和膳食纤维，搭配高蛋白的鸡蛋，营养丰富且清淡、易消化。

第二天

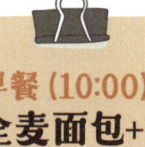

早餐（10:00）
全麦面包+牛奶

食材：全麦面包2片，牛奶1杯（200毫升）。

做法：
1. 全麦面包切片，可直接食用或轻烤至微脆。
2. 牛奶倒入锅中加热至温热（勿煮沸），或者直接饮用。

烹饪时长：约5分钟

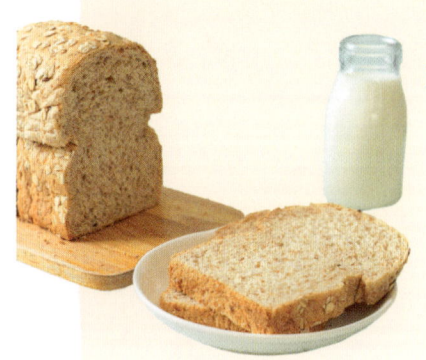

> **Tips** 全麦面包富含膳食纤维，可促进肠道健康；牛奶可提供优质蛋白和钙，适合作为清淡营养的早餐搭配。食用时还可搭配番茄或苹果，补充维生素。

午餐 (14:00)
**清蒸三文鱼+
蒸西蓝花+
藜麦饭**

食材： 三文鱼100克，西蓝花50克，藜麦40克，黄瓜半根，牛油果半个，小番茄4颗，熟芝麻少许。

调料： 橄榄油1茶匙，盐少许。

做法：

1. 三文鱼洗净，加少许盐蒸熟，撒上熟芝麻；藜麦饭提前煮好。
2. 西蓝花洗净，切块，焯水后淋上橄榄油；黄瓜、小番茄分别洗净，切片；牛油果洗净，去皮除核，切片。
3. 所有食材放入盘中，拌匀即可。

烹饪时长： 约20分钟

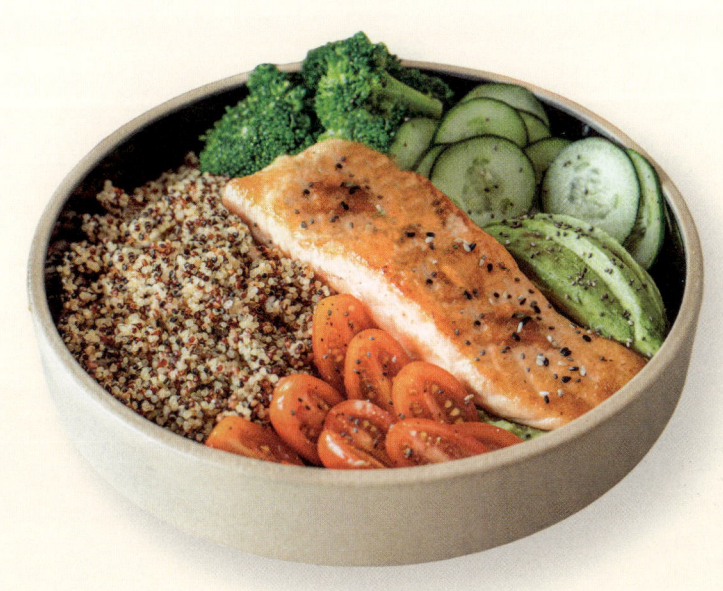

Tips | 三文鱼富含ω-3脂肪酸，有助于抗炎并提升脑功能。

晚餐（18:00）香菇蔬菜汤

食材：鲜香菇25克，胡萝卜、土豆各50克。

调料：盐少许。

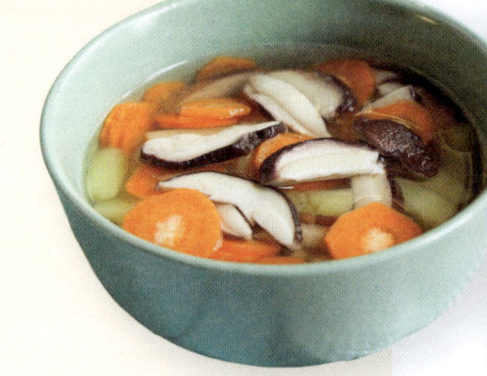

做法：

1. 鲜香菇、胡萝卜分别洗净，切片；土豆洗净，去皮，切小块。
2. 所有食材加水煮熟，加盐调味即可。

烹饪时长：约10分钟

Tips ｜ 低脂清淡，香菇富含多糖，有助于提升免疫力。

第三天

早餐（10:00）燕麦坚果粥

食材：原味燕麦片30克，核桃碎10克，香蕉1根，蓝莓少许。

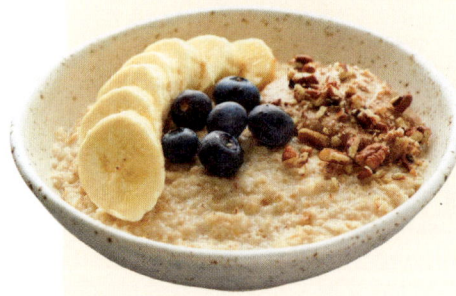

做法：

1. 香蕉去皮，切片；蓝莓洗净备用。
2. 燕麦片煮熟，加入核桃碎、香蕉片和蓝莓即可。

烹饪时长：约10分钟

Tips ｜ 燕麦片有助于平稳血糖，核桃富含健康脂肪，蓝莓有助于保护视力。

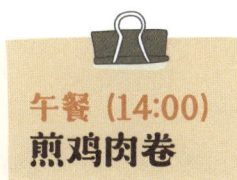

午餐 (14:00)
煎鸡肉卷

食材： 鸡胸肉60克，全麦饼皮1张，生菜50克，红彩椒半个，切达奶酪片1片。

调料： 橄榄油1茶匙，盐、黑胡椒粉各少许。

做法：

1. 红彩椒洗净，切条；生菜洗净，撕片；鸡胸肉洗净，用橄榄油煎熟，切条。
2. 将以上食材和奶酪片一起放在全麦饼皮上，撒上盐和黑胡椒粉卷成卷即可。

烹饪时长： 约15分钟

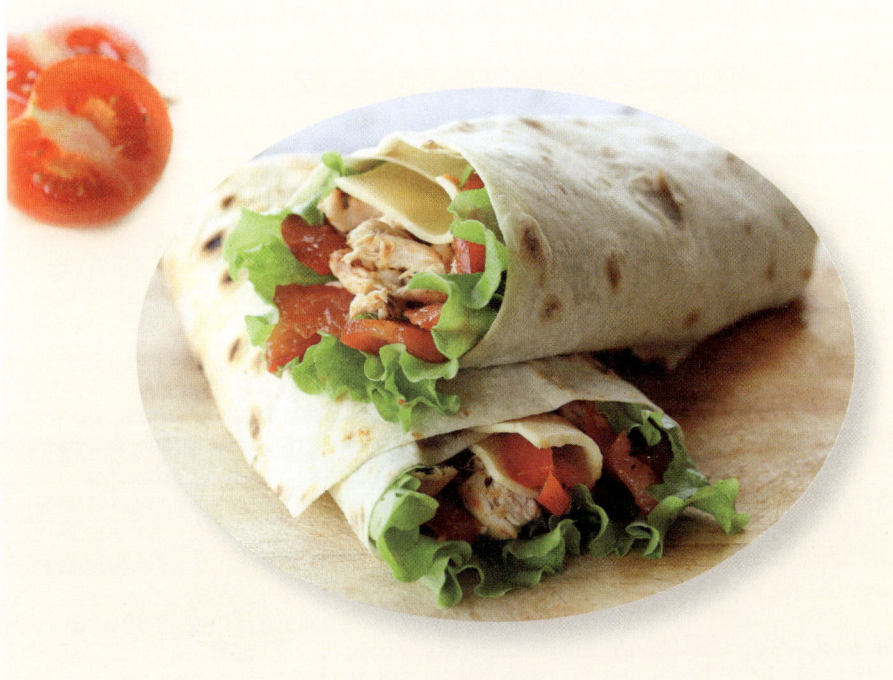

Tips | 全麦饼富含膳食纤维，搭配富含优质蛋白的鸡胸肉，饱腹感更强。

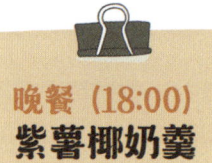

**晚餐（18:00）
紫薯椰奶羹**

食材：紫薯100克，椰奶100毫升。

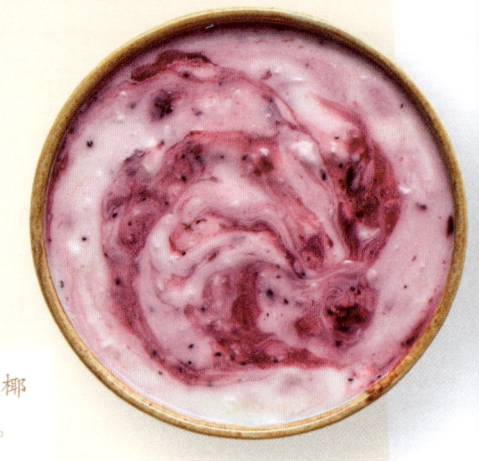

做法：

紫薯洗净，蒸熟后去皮，打成泥，加入椰奶搅匀，加热至温热即可。

烹饪时长：约15分钟

Tips｜紫薯富含膳食纤维和抗氧化成分，椰奶富含中链脂肪酸，还能增加风味。

第四天

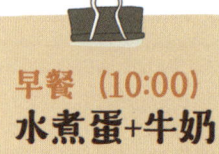

**早餐（10:00）
水煮蛋+牛奶**

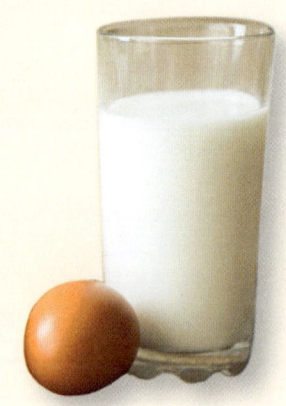

食材：鸡蛋1个，牛奶1杯。

做法：

1. 鸡蛋洗净，放入冷水锅中，大火煮沸后转中火煮约8分钟，取出剥壳。
2. 牛奶倒入杯中，可加热至温热，也可直接饮用。

烹饪时长：约10分钟

Tips｜鸡蛋富含优质蛋白和多种维生素，牛奶补充钙。

午餐 (14:00)
橄榄油煎鳕鱼+米饭

食材：净鳕鱼、白米饭各100克，小番茄（红黄两种）6个。

调料：橄榄油适量，盐、黑胡椒粉各少许。

做法：

1. 鳕鱼用少许盐和黑胡椒粉腌制10分钟。
2. 平底锅加热，倒入橄榄油，先将鳕鱼放入锅中，用中小火轻煎，每面煎3~4分钟，直到鳕鱼两面微黄，熟透，盛出。
3. 将小番茄放入锅中，用中小火煎至番茄皮微微破裂，散发出香气，2~3分钟后盛出。
4. 白米饭提前煮熟，装入碗中，将煎好的鳕鱼和小番茄摆在米饭上，根据个人口味撒上盐和黑胡椒粉即可。

烹饪时长：约20分钟

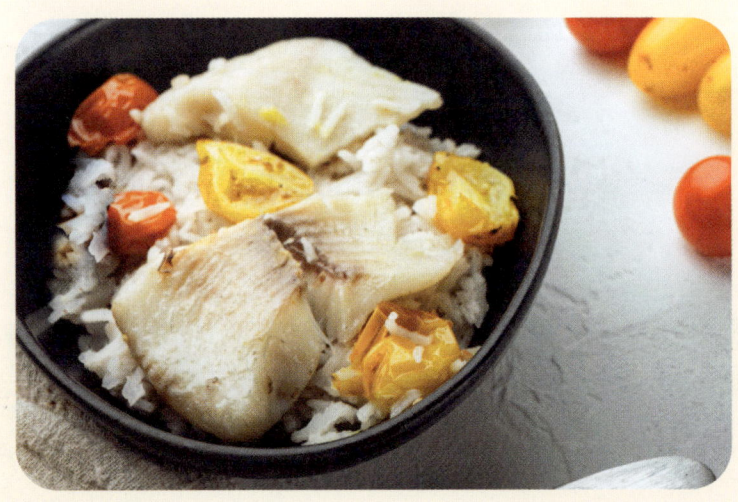

Tips：鳕鱼富含优质蛋白和ω–3脂肪酸，有助于提升免疫力和保护心脑血管健康；小番茄富含抗氧化的维生素C；米饭提供能量。

**晚餐（18:00）
番茄菠菜
鸡肉面**

食材：挂面、鸡胸肉各50克，小番茄5颗，菠菜30克。

调料：盐少许。

做法：

1. 小番茄洗净，切块，加水煮软制成汤底；菠菜洗净后焯熟；鸡胸肉洗净，煮熟后撕成小块。
2. 挂面煮熟捞出，放入汤底中，加入菠菜和鸡肉块，加少许盐调味即可。

烹饪时长：约15分钟

Tips｜小番茄富含维生素C，鸡胸肉高蛋白，菠菜富含叶酸和膳食纤维，共同搭配出一份营养均衡的清淡晚餐。

第五天

**早餐（10:00）
低脂酸奶＋
草莓＋奇亚籽**

食材：低脂酸奶120毫升，草莓5颗，奇亚籽1茶匙。

做法：酸奶中加入奇亚籽搅拌均匀。草莓洗净，切块放在酸奶上即可。

烹饪时长：约5分钟

Tips｜草莓富含维生素C，奇亚籽含膳食纤维和健康脂肪。

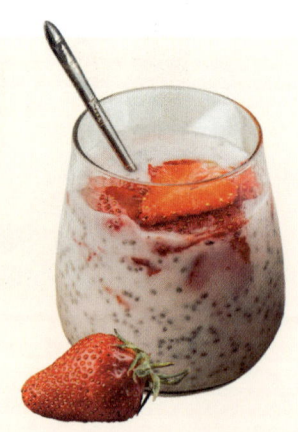

午餐（14:00）
荷兰豆炒虾仁+糙米饭

食材： 荷兰豆100克，鲜虾仁80克，糙米50克。

调料： 橄榄油适量，盐、黑胡椒粉各少许。

做法：

1. 荷兰豆洗净，去硬筋；虾仁洗净，挑去虾线，用少许盐和黑胡椒粉腌制10分钟；糙米洗净，提前蒸好成糙米饭。
2. 锅中倒入橄榄油，烧热后放入腌制好的虾仁，翻炒至变色后盛出备用。
3. 同一锅中加入荷兰豆，大火翻炒约3分钟至断生，加入虾仁继续翻炒均匀，加入少许盐调味即可。

烹饪时长： 约20分钟

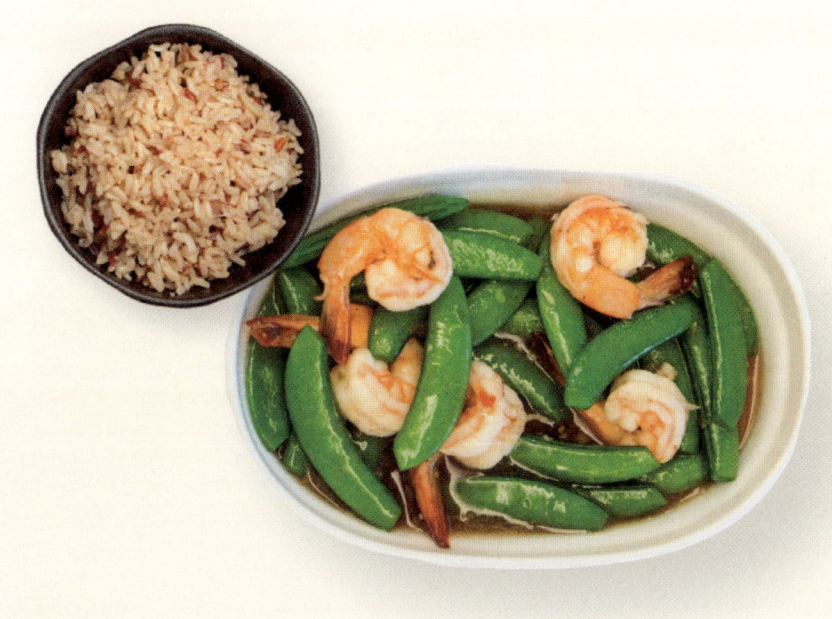

Tips ｜ 荷兰豆富含维生素C和膳食纤维；虾仁富含优质蛋白和钙，有助于增强体质。

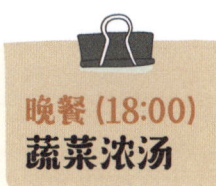

晚餐 (18:00) 蔬菜浓汤

食材： 胡萝卜、西葫芦各50克，西蓝花、洋葱各20克。

调料： 盐少许。

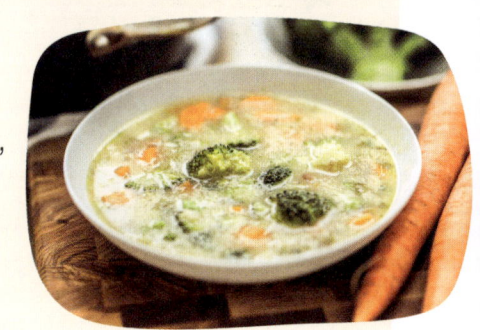

做法：

1. 胡萝卜、西葫芦、西蓝花、洋葱分别洗净，切块，用水煮约15分钟至软烂。
2. 根据口味加盐调味，搅拌成浓汤状即可。

烹饪时长： 约20分钟

> Tips | 蔬菜汤低能量，易于消化。

第六天

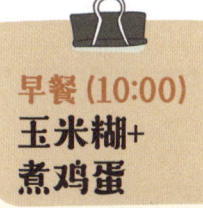

早餐 (10:00) 玉米糊+煮鸡蛋

食材： 玉米粉30克，鸡蛋1个。

做法：

1. 玉米粉加水调匀，煮沸搅拌至黏稠。
2. 鸡蛋水煮6~8分钟至熟，剥皮食用即可。

烹饪时长： 约15分钟

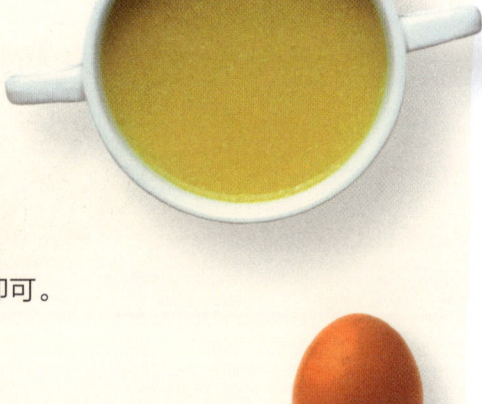

> Tips | 玉米糊易于消化，鸡蛋提供优质蛋白。

午餐（14:00）
烤鸡胸肉+炒时蔬+糙米饭

食材： 鸡胸肉60克，荷兰豆50克，胡萝卜半根，糙米饭1碗。

调料： 橄榄油适量，盐、黑胡椒粉、蒜末各少许。

做法：

1. 鸡胸肉洗净，用少许盐、黑胡椒粉和橄榄油腌制10分钟；烤箱预热至200℃，将鸡胸肉放入烤盘，烤约20分钟至表面金黄，取出切片备用。
2. 荷兰豆洗净，去老筋；胡萝卜洗净，切条。
3. 热锅加适量橄榄油，放入蒜末炒香，加入胡萝卜条和荷兰豆翻炒5分钟，加入少许盐调味。
4. 将烤好的鸡胸肉与炒好的时蔬一同摆盘，搭配糙米饭一同食用即可。

烹饪时长： 约30分钟

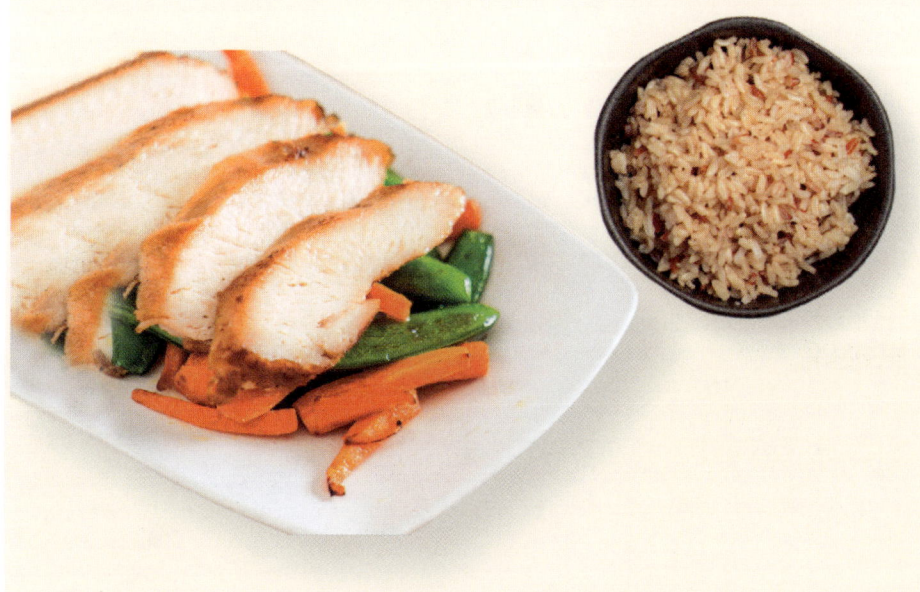

Tips 烤鸡胸肉低脂、高蛋白，搭配清炒时蔬营养丰富，既能增强饱腹感又有助于消化吸收。

晚餐（18:00）
豆芽豆腐汤

食材：豆腐150克，黄豆芽80克。

调料：蒜片5克，盐适量，白胡椒粉少许。

做法：

1. 豆腐洗净，切块；黄豆芽洗净，沥干备用。
2. 热锅倒少许油，将蒜片爆香，倒入清水，加入豆腐块和黄豆芽，大火煮开后转中火煮5分钟，加入盐和白胡椒粉调味，再煮1分钟即可。

烹饪时长：约15分钟

Tips | 豆腐富含优质蛋白，黄豆芽清爽解腻。

第七天

早餐（10:00）
牛油果三明治+
黑咖啡

食材：全麦面包1片，牛油果半个，熏鸡肉片50克，黑咖啡1杯。

做法：

牛油果洗净，去皮除核，切片后与熏鸡肉片一起铺在全麦面包上。搭配黑咖啡即可。

烹饪时长：约10分钟

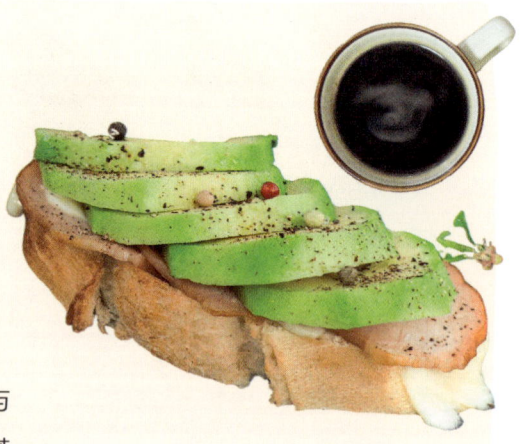

Tips | 健康脂肪搭配黑咖啡，提升早晨活力。

**午餐 (14:00)
煎抱子甘蓝+
意大利面**

食材：抱子甘蓝150克，意大利面80克，肉酱20克。

调料：橄榄油适量，盐、黑胡椒粉各少许，蒜末5克。

做法：

1. 抱子甘蓝洗净，对半切开，控干水分。
2. 热锅加入橄榄油，放入蒜末炒香，将抱子甘蓝放入锅中，小火煎至两面微微金黄，加少量盐和黑胡椒粉调味，翻拌均匀，煎至熟软即可。
3. 锅中加水烧开，放少许盐，加入意大利面煮10分钟至熟，捞出后加入肉酱即可。

烹饪时长：约15分钟

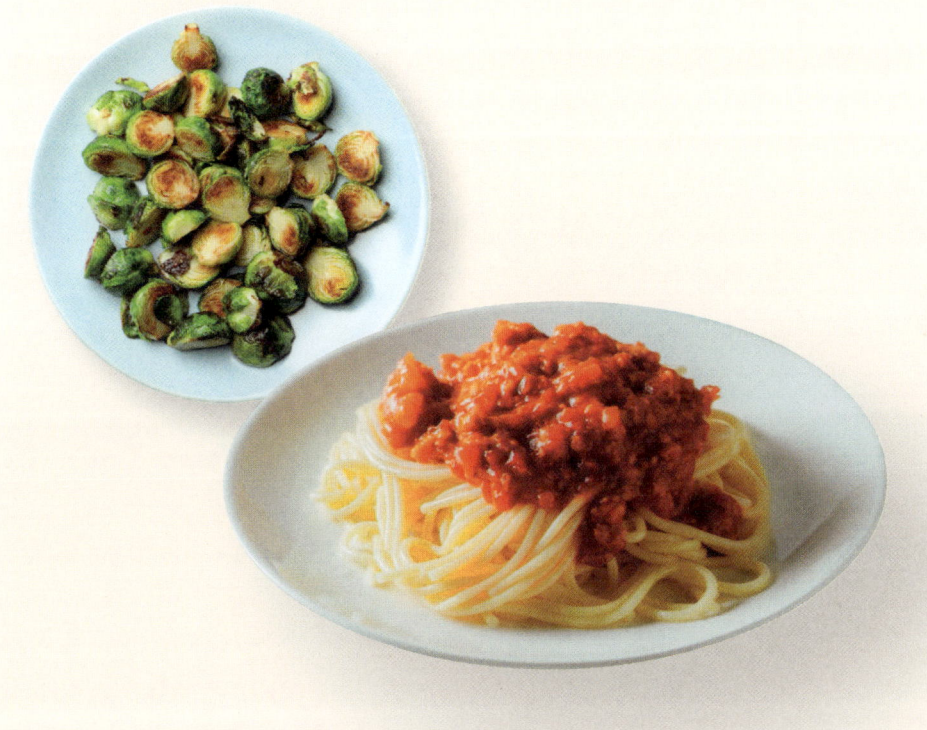

Tips | 抱子甘蓝富含维生素C和膳食纤维，适合作为正餐的主菜。

晚餐（18:00）
玉米排骨汤

食材： 排骨150克，玉米1根。

调料： 姜片、醋、盐各少许。

做法：

1. 排骨洗净，斩段，焯水去血沫后捞出；玉米去外皮和须，切段。
2. 玉米段、排骨段、姜片一起放入锅中，加适量水、醋煮沸，转小火炖煮40分钟至排骨熟烂，加入少许盐调味即可。

烹饪时长： 约50分钟

> **Tips** 玉米的甜味和排骨的香味融合，汤清味美，富含蛋白质和膳食纤维。加少许醋有助于钙吸收。

这套详细的7天断食期食谱，营养均衡，具体在操作时可根据食材情况增加新鲜蔬菜和水果，再搭配"16+8"断食法，就能有效帮助身体燃脂、修复，维持能量水平。

小专题
空腹的饮水法则以及断食期的饮品推荐

在追求健康与美丽的过程中，水的作用常被低估。饮水其实是启动身体代谢、排毒以及保持水分平衡的重要步骤，特别是在实施"16+8"断食法的过程中尤为重要。正确的饮水方法不仅能提高断食效果，还能促进身体的自我修复，保持肌肤光泽。

空腹状态下，身体经过一段时间的代谢和修复，体内水分消耗较大，此时补充水分可以迅速唤醒循环系统,帮助排出积累的代谢废物,为一天的活动提供良好的基础。

空腹饮水的几大益处

促进代谢:清晨空腹喝水能够启动身体的代谢系统,提高白天的能量消耗。

帮助排毒:经过一夜的代谢,身体需要排出废物。适量的水能刺激肠道蠕动,帮助清理肠胃,促进毒素排出。

提升皮肤状态:保持良好的水分平衡能够让皮肤更加水润,减少因脱水引起的干纹和暗沉。

维持电解质平衡:在断食期间生理代谢改变,电解质平衡容易被打破,适量饮用白开水或矿泉水,可间接辅助维持电解质平衡,避免脱水。

空腹饮水的正确方式

水温适宜:空腹时饮用温水(35~40℃)为佳。过冷的水会刺激胃肠道,引起不适,而过热的水则可能损伤口腔和食管黏膜。

饮水量适中:建议空腹饮水的量每次控制在100~200毫升。一次性大量饮水会在短时间内增加肾脏负担。

缓慢饮用:要小口慢慢饮用,让身体逐步吸收。

添加天然成分:如果觉得纯水过于单调,可以添加一片柠檬、一点儿绿茶或者少量薄荷叶,既能提升口感,还能补充维生素C等。

在"16+8"断食法过程中,16小时的禁食期内选择饮品要慎重。选择正确的饮品,不仅能帮助抑制饥饿感,还能提高断食的效果。

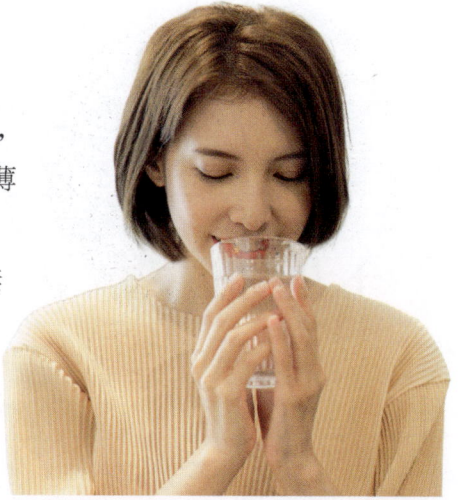

▲ 空腹饮水要注意避免过量,以免加重肾脏负担

断食期的饮品推荐

温开水： 最基础、最安全的选择。能够补充身体所需的水分，帮助排毒。建议全天适量饮用，特别是在清晨和感觉饥饿时。

柠檬水： 柠檬富含维生素C和抗氧化剂，能够帮助增强免疫力，促进肠道蠕动。建议每200毫升水中添加1~2片新鲜柠檬即可，避免酸味过浓刺激胃部。

黑咖啡（无糖无奶）： 黑咖啡中含有咖啡因，可以帮助提升专注力和新陈代谢的速度，同时不破坏断食状态。建议每天控制在1~2杯以内，避免空腹过量饮用导致胃部不适及影响睡眠。

绿茶： 绿茶中的儿茶素具有抗氧化和促进脂肪代谢的作用，有助于断食期间的减脂。避免饮用过浓或过量的绿茶，以免影响睡眠和肠胃。

天然椰子水（少量）： 天然椰子水富含矿物质，能够帮助身体补充在断食期间流失的钾、镁等元素。建议每天饮用不超过200毫升，要选择无添加糖的纯天然椰子水。

总之，在断食期选择饮品时，需避免含糖饮料和酒精，它们不仅会打破断食状态，还会增加身体负担，影响代谢效率。同时，即使是健康饮品，也要注意控制摄入量。只有合理饮水，才能提升断食效果，促进身体和皮肤的健康。

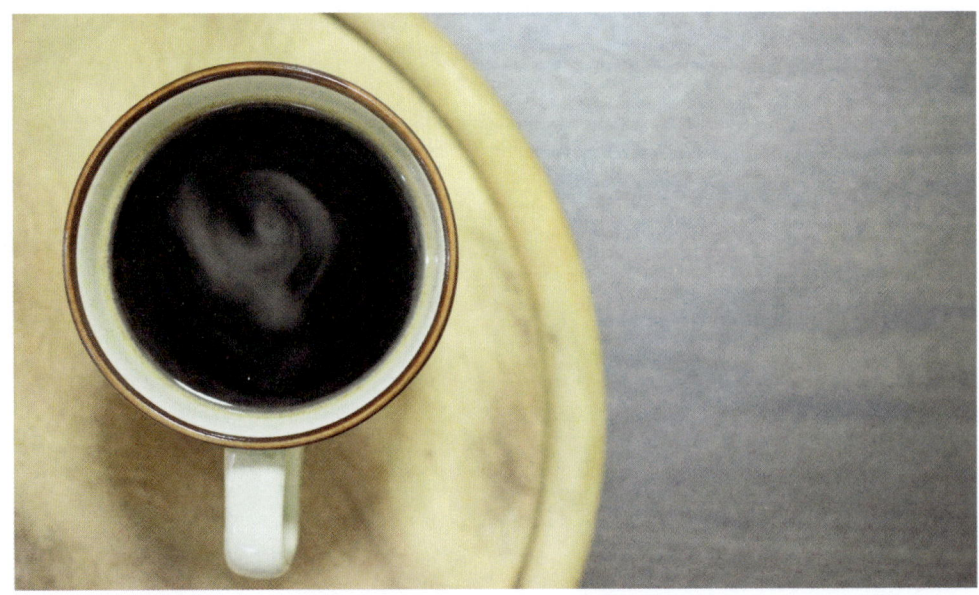

▲ 黑咖啡可以加快新陈代谢速度，但饮后容易心慌的朋友需要慎重考虑

PART 5

安全复食
回归饮食的重要阶段

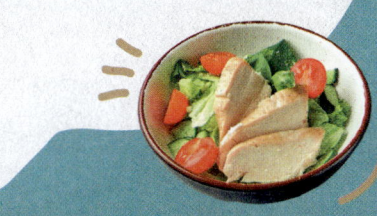

第一节
复食的关键步骤
——断食后如何安全进食

断食结束后,很多人会迫不及待地恢复正常饮食,甚至暴饮暴食,以补回之前的"亏欠"。但其实,复食并不是重新摄入食物那么简单。它是身体恢复的关键阶段,关系到断食后的恢复效果以及身体能否平稳过渡到正常的饮食状态。

刚恢复饮食时,肠胃的消化功能并没有完全恢复,直接吃"大餐"可能会让胃肠道难以承受。为了避免这种情况,复食需要循序渐进,逐步恢复饮食。

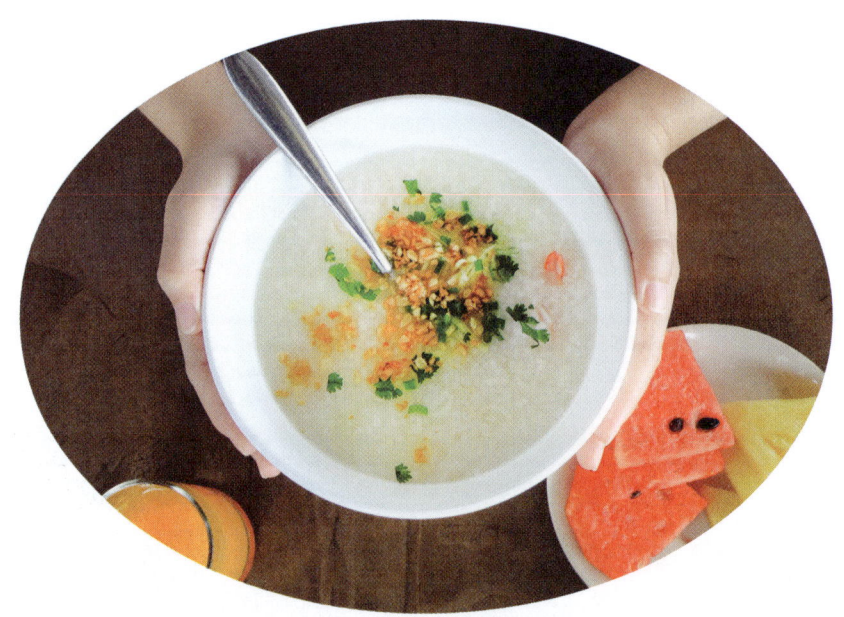

▲ 复食期的食物要以容易消化的食物为主,以利于消化系统恢复功能

复食初期的饮食应以清淡、易消化的食物为主,如温水、清汤、蔬菜泥或稀粥等,这些食物不仅能帮助肠胃适应过渡期,还能保持体内水分平衡。然后可以逐渐增加食物种类和食物稠度,比如鸡蛋、鱼肉等蛋白质来源,但要记得慢慢来,避免给肠胃造成太大的负担。

另外，在复食期间，进食的速度也很重要。许多人在断食结束后急于满足食欲会吃得很快，这是不对的。复食期进食应该细嚼慢咽，给肠胃充足的时间来消化食物。这样不仅能够帮助消化，还有助于感受饱腹感，避免吃得过多。如果吃得太快太多，肠胃可能会因此过度扩张，导致不适。

除了控制饮食量和进食速度，复食期间的餐次间隔时长也很重要。断食期内，身体已经习惯了较长时间的餐次间隔，复食时不宜立刻改变。三餐之间可以间隔4~6小时，避免过于频繁的进食，给胃肠足够的时间消化食物，这样有助于恢复正常的代谢状态。

在断食结束后的这段时间，水分补充也很关键。断食时很多人忽视了水分摄入，复食后，尤其是吃了盐分较多的食物后，身体容易缺水，因此在复食初期一定要确保每天喝足够的水，帮助身体恢复功能。

最重要的一点是，千万不要被断食后的饥饿感控制，应始终保持合理的饮食节奏，避免过度进食。过量进食不仅会给肠胃造成负担，还可能导致血糖波动和体重反弹。理性地控制摄入食物的种类和分量，逐步恢复正常饮食，才是健康复食的正确方法。

第二节
复食期的长期规划
——饮食与健康的可持续恢复

复食是身体从一种饮食模式过渡到另一种模式的过程。断食的目的是让身体得到充分的休息和恢复，而复食的目标则是让身体平稳地恢复到正常代谢和健康状态。在这个过程中，最重要的并不是单纯地重新吃食物，而是要通过科学合理的规划，让恢复期的饮食能够与健康目标相辅相成，从而确保身体在长期内保持稳定、健康的状态。

在复食阶段，虽然已经开始恢复正常饮食，但仍然需要特别小心，避免过量的摄入，因为短期内摄入过多的食物可能会让身体产生负担，甚至影响恢复的效果。

在复食初期，尽量选择一些易消化的食物，如清汤、软粥或者蒸蔬菜等，这些食物有助于恢复消化功能，并让肠胃逐步适应新的食物种类。

随着身体逐渐适应，饮食的多样性和营养的平衡变得至关重要。经过复食初期的恢复之后，可以逐渐加入更多种类的食物。为了身体的长期健康，要有针对性地摄入碳水化合物、蛋白质、健康脂肪以及维生素和矿物质等。多摄入一些富含膳食纤维的食物，比如绿叶蔬菜和全谷物，可以促进肠道健康，帮助消化系统正常运作；优质蛋白食物，如鱼肉、鸡胸肉、大豆制品等，不仅有助于肌肉恢复，还能提高身体的免疫力；富含健康脂肪的食物，如橄榄油、坚果种子、鱼虾等，也能提供身体所需的必需脂肪酸，有助于维护心血管健康。

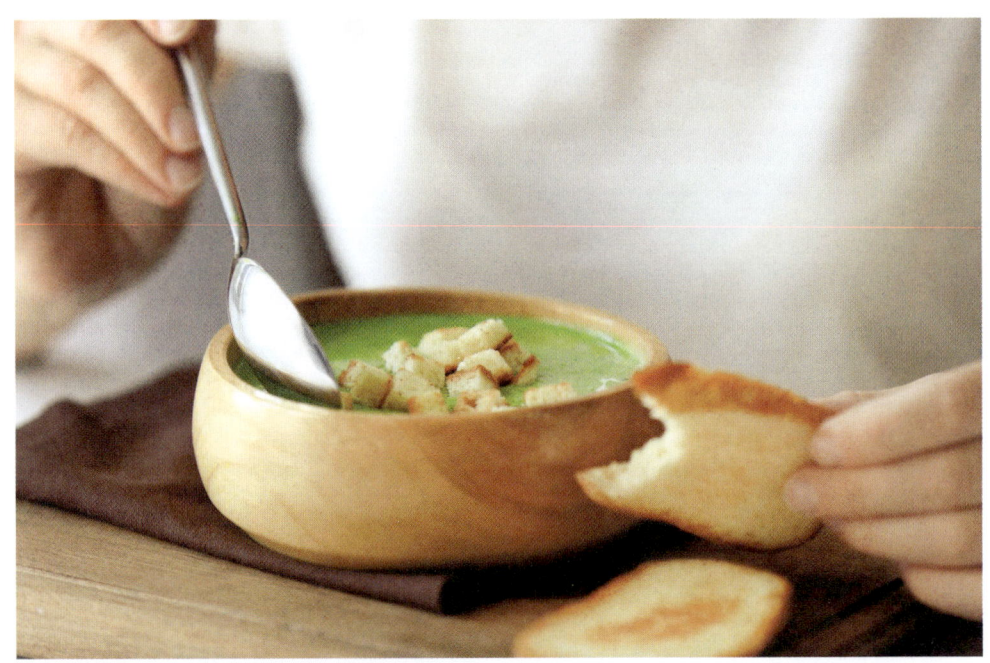

▲ 复食的过程也是身体功能逐渐恢复的过程

在复食过程中，要注意控制能量，尤其是有减重需求的人。在恢复饮食时，尽量选择低糖、高膳食纤维的食物，避免精制糖和过多的简单碳水。同时，保持进食的规律性，不要在非进餐时间过度进食，以帮助身体保持良好的代谢水平。

此外，复食阶段的心理状态也很重要。许多人在经过断食之后，面对食物的诱惑容易出现极端的饮食行为，比如暴饮暴食或者食欲失控。这种心理上的波动如果得不到有效调节，也会影响复食的效果，甚至对身体产生负面影响。

我们一定要认识到，复食是一个循序渐进的过程，不能一蹴而就。千万不要因为短期内体重的波动或者食物的诱惑而急于改变进食方式。保持积极、平和的心态，理解身体需要时间来适应新的饮食模式，并逐步建立起健康的饮食习惯，是复食过程中最重要的部分。

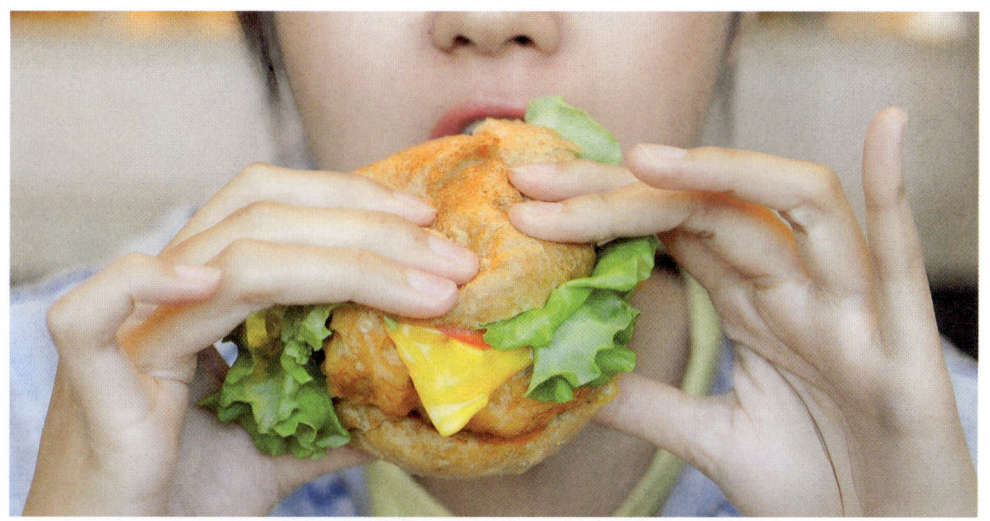

▲ 在复食阶段，请保持良好心态，避免暴饮暴食

同时，复食后逐步调整饮食习惯，避免回到以前不规律或者不健康的饮食方式中，能够帮助你从根本上改变饮食结构，从而保持长期的健康状态。

通过这些调整，不仅能在复食的过程中恢复体力，保持健康的体重和理想的身材，还能培养出长期可持续的健康饮食习惯，享受健康人生。

第三节
复食后的食谱推荐

以下是复食后的7天推荐菜谱。

第一天

早餐
大米粥 + 鸡蛋

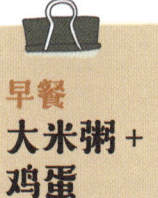

食材：大米50克，鸡蛋1个，熟黑芝麻少许。

做法：
1. 大米洗净，煮成粥。
2. 鸡蛋洗净，煮熟，剥壳，对半切开，放在粥上，撒熟黑芝麻即可。

烹饪时长：30分钟

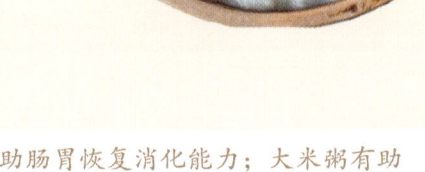

Tips：鸡蛋提供优质蛋白，可帮助肠胃恢复消化能力；大米粥有助于肠胃逐步适应固体食物。

午餐
胡萝卜汤+蒸蛋羹

食材： 胡萝卜100克，芹菜、猪里脊肉各50克，鸡蛋1个，蟹肉棒1条。

调料： 橄榄油适量，盐、葱末、黑胡椒粉各少许。

做法：

1. 胡萝卜洗净，去皮，切块；芹菜洗净，切段；猪里脊肉洗净，切小块。
2. 锅中加入橄榄油，放入里脊肉煸炒至变色，加入胡萝卜块和芹菜段翻炒片刻，注入适量清水煮沸，转小火炖煮15分钟，加盐和黑胡椒粉调味即可。
3. 鸡蛋打散，调入少许盐，放入蒸锅蒸10分钟，摆上蟹肉棒，撒上葱末即可。

烹饪时长： 30分钟

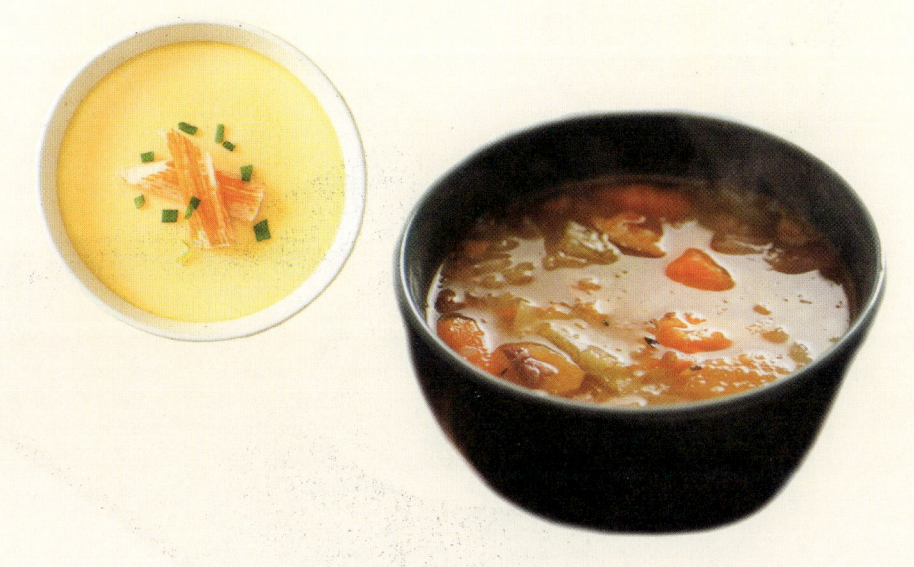

Tips ｜ 胡萝卜汤可以帮助恢复肠胃功能；蒸蛋羹保持了食材的原味，易消化，不会刺激胃肠。

晚餐
**乌鸡汤 +
蒸南瓜**

食材： 净乌鸡半只，南瓜150克。

调料： 盐、姜片各少许。

做法：

1. 乌鸡洗净，切块，焯水后捞出备用。
2. 油锅烧热，爆香姜片，加入乌鸡块，倒入适量清水，用大火煮沸后转小火炖煮1.5小时，加少许盐调味即可。
3. 南瓜洗净，除子切块，蒸15~20分钟至完全变软即可。

烹饪时长：约2小时

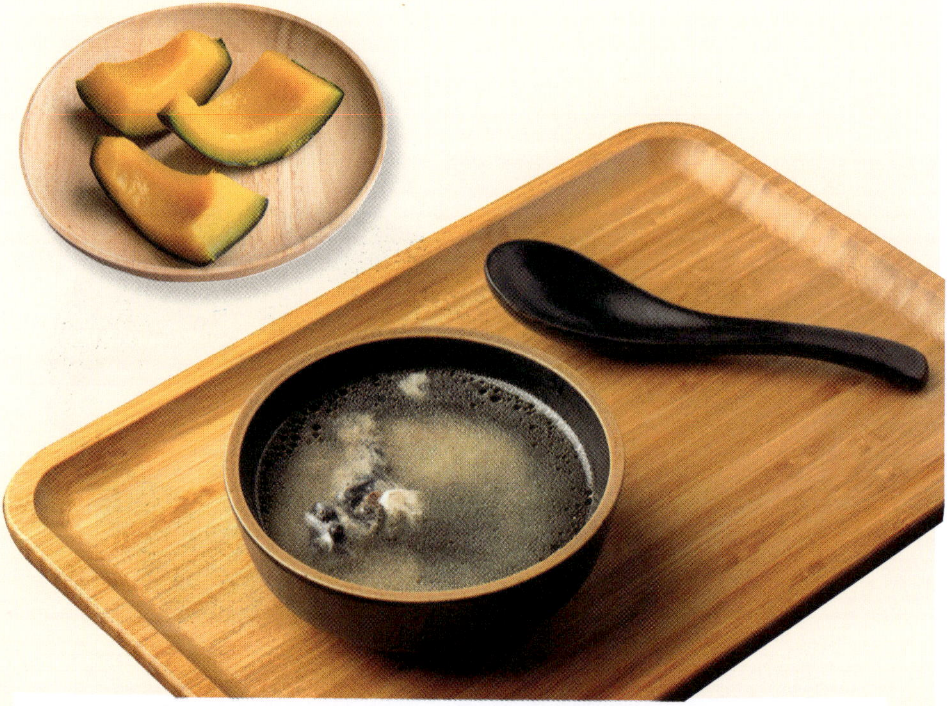

Tips 乌鸡汤温和滋补，适合刚复食时帮助胃肠适应恢复；南瓜富含膳食纤维、胡萝卜素，有助于恢复肠胃健康。

加餐
少量坚果

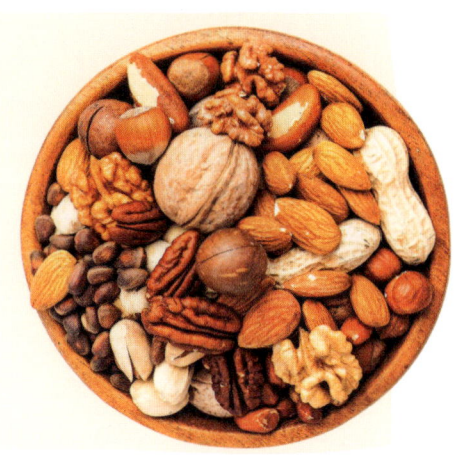

食材： 综合坚果15克。

Tips 坚果富含健康脂肪，可以补充必需脂肪酸，但注意不要摄入过多。

第二天

早餐
大米粥+胡萝卜泥

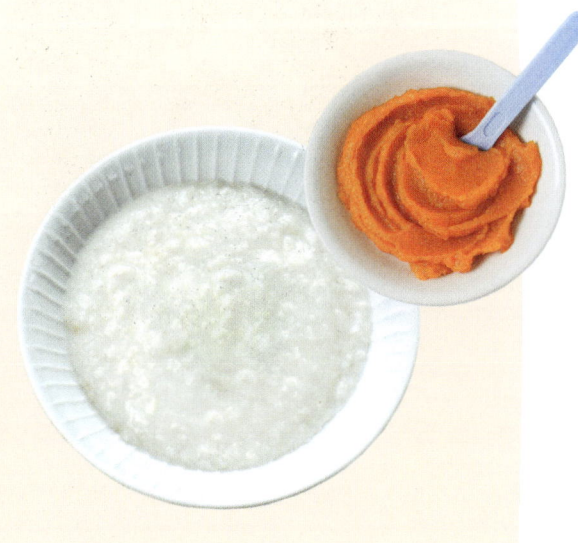

食材： 大米40克，胡萝卜1根。

做法：

1. 大米洗净，放入锅中，加适量水煮至粥黏稠。
2. 胡萝卜洗净，去皮，切块，蒸15分钟至软，捣成泥即可。

烹饪时长： 45分钟

Tips 大米粥可以帮助消化，促进肠胃恢复；胡萝卜泥可以补充多种矿物质和维生素。

午餐
海白菜豆腐汤 + 清蒸鱼

食材：豆腐、净鲈鱼各100克，泡发海白菜50克。

调料：姜丝、葱花、红椒丝、葱丝、酱油各适量。

做法：

1. 豆腐洗净，切块，和海白菜一起煮成清汤，撒上葱花即可。
2. 鲈鱼打花刀，放入姜丝，蒸15分钟，蒸好后加入葱丝、红椒丝、酱油即可。

烹饪时长：30分钟

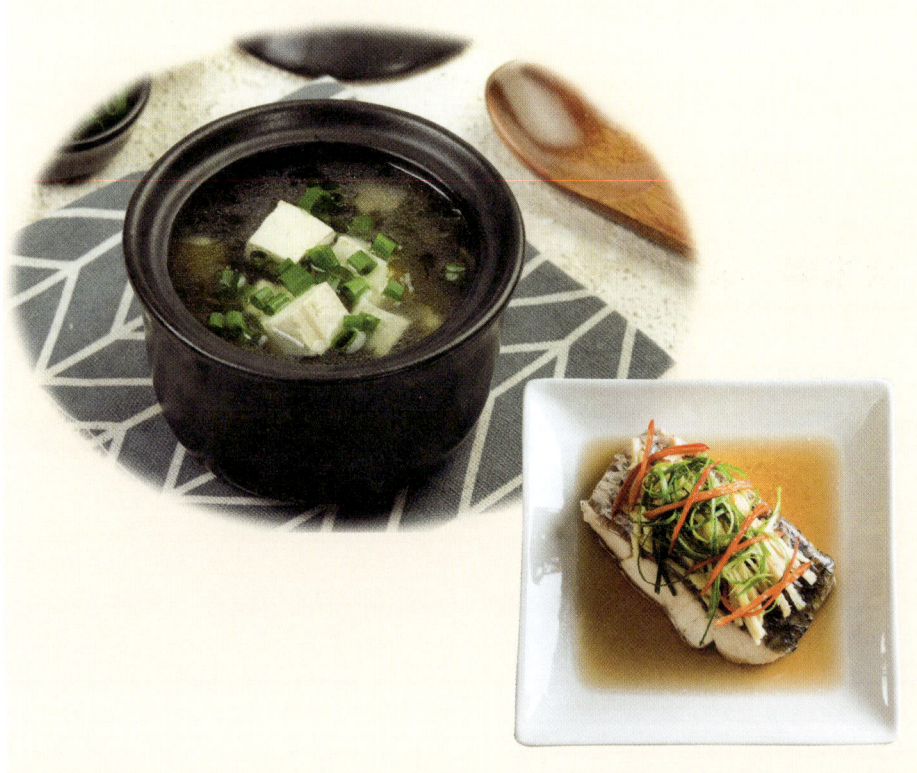

Tips ｜ 豆腐和鲈鱼均富含优质蛋白，有助于身体修复。

晚餐
大米粥+西蓝花炒虾仁

食材：大米50克，西蓝花200克，虾仁150克。

调料：橄榄油适量，蒜末10克，盐少许。

做法：
1. 大米淘洗净，加适量水煮成粥。
2. 西蓝花洗净，掰成小朵；虾仁洗净，沥干备用。
3. 锅中加水煮沸，放入西蓝花焯水后捞出沥干。
4. 热锅倒入橄榄油，加入蒜末爆香，放入虾仁翻炒至变色，倒入焯好的西蓝花，加入少许盐翻炒均匀即可。

烹饪时长：20分钟

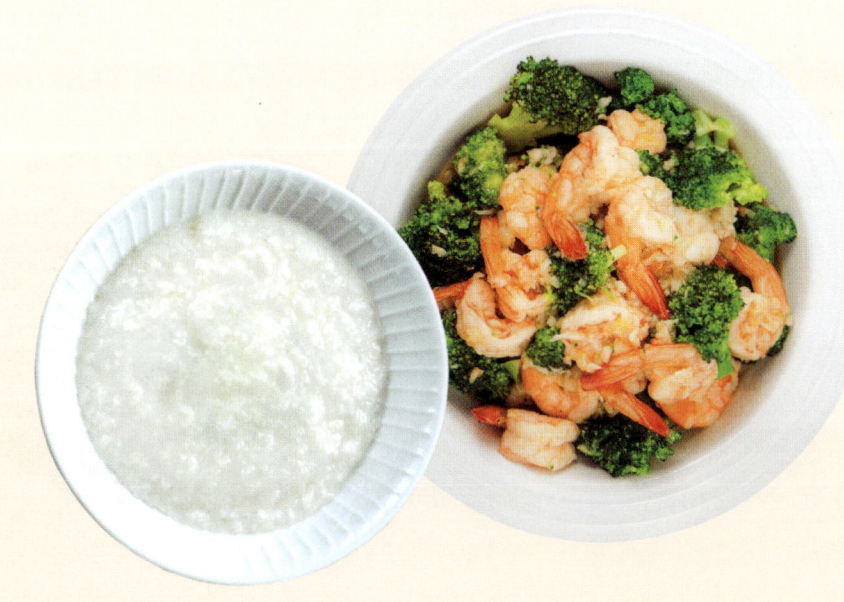

Tips | 西蓝花富含膳食纤维和维生素C，虾仁含有优质蛋白，大米粥可帮助肠胃逐步适应食物。

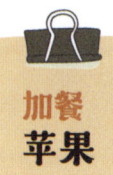

**加餐
苹果**

食材：苹果半个。

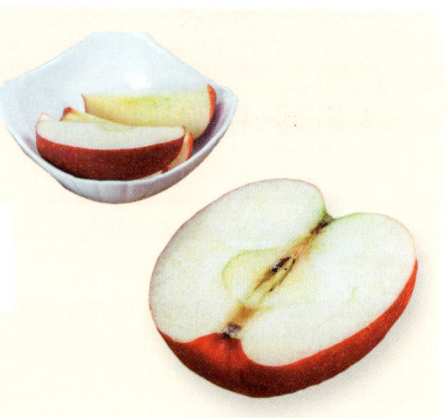

Tips | 苹果富含膳食纤维，可帮助肠道蠕动，避免便秘。

第三天

**早餐
燕麦粥+莓果**

食材：原味燕麦30克，蓝莓、树莓各5~6颗。

做法：
1. 燕麦洗净，加适量水煮成粥。
2. 蓝莓、树莓分别洗净，搭配粥食用即可。

烹饪时长：20分钟

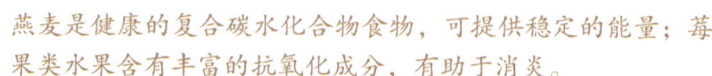

Tips | 燕麦是健康的复合碳水化合物食物，可提供稳定的能量；莓果类水果含有丰富的抗氧化成分，有助于消炎。

午餐
蔬菜汤 + 鸡胸肉沙拉

食材： 胡萝卜、鲜香菇、土豆、生菜、黄瓜各50克，鸡胸肉80克，小番茄5颗。

调料： 香菜碎、葱花、橄榄油、盐各少许。

做法：

1. 胡萝卜、香菇分别洗净，切片；土豆洗净，去皮，切条；小番茄洗净，切块；黄瓜洗净，切片；生菜洗净，备用。
2. 胡萝卜、香菇、土豆一同放入锅中，加适量水煮成蔬菜汤，加入香菜碎、葱花和少量盐调味。
3. 鸡胸肉洗净，煮熟后切片，和小番茄、生菜、黄瓜拌成沙拉，加入少许橄榄油即可。

烹饪时长： 35分钟

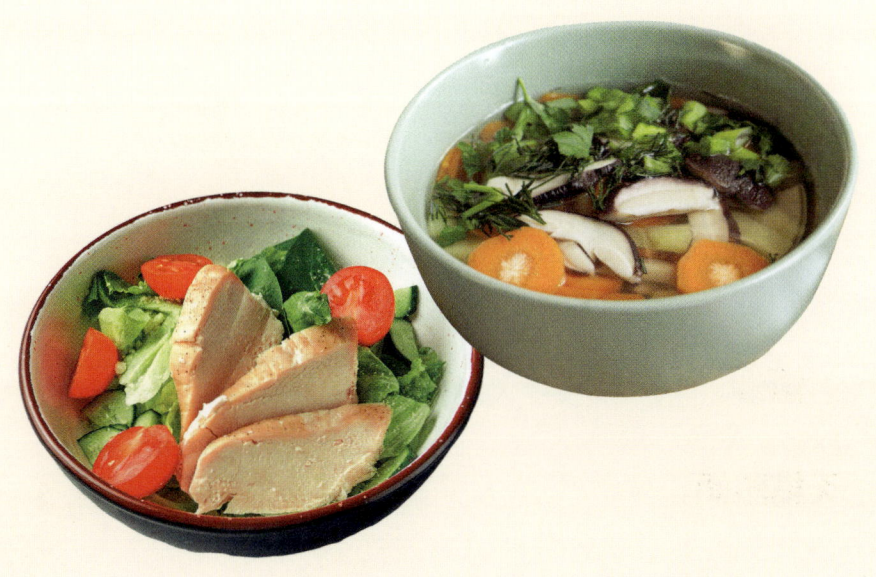

Tips 这款沙拉可提供丰富的膳食纤维与蛋白质，促进肠道恢复。制作时选用低脂鸡胸肉，避免对胃肠造成负担。

晚餐
糙米饭 + 清蒸鱼

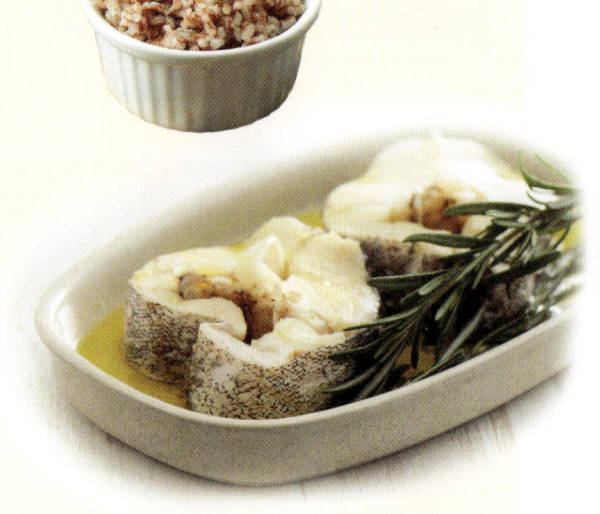

食材：糙米饭1碗，净鳕鱼100克。

调料：盐少许，迷迭香适量。

做法：

1. 将鳕鱼放在蒸盘上，点缀迷迭香，蒸15分钟。
2. 取出蒸好的鳕鱼，加盐调味，搭配糙米饭即可。

烹饪时长：20分钟

> **Tips** 糙米富含膳食纤维，是更为健康的碳水化合物来源；鳕鱼富含优质蛋白，有助于恢复体力。

加餐
无糖酸奶

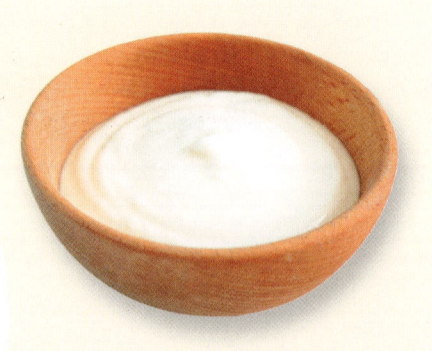

食材：无糖酸奶150毫升。

> **Tips** 酸奶富含益生菌，有益于肠道菌群健康。

第四天

早餐
杂粮粥 + 全麦吐司

食材： 小米、玉米面各30克，南瓜50克，全麦吐司1片。

做法：

1. 南瓜洗净，去皮除子，切小块；小米淘洗净，与玉米面、南瓜块一起煮成杂粮粥。
2. 全麦吐司轻烤，配合粥一起食用即可。

烹饪时长： 30分钟

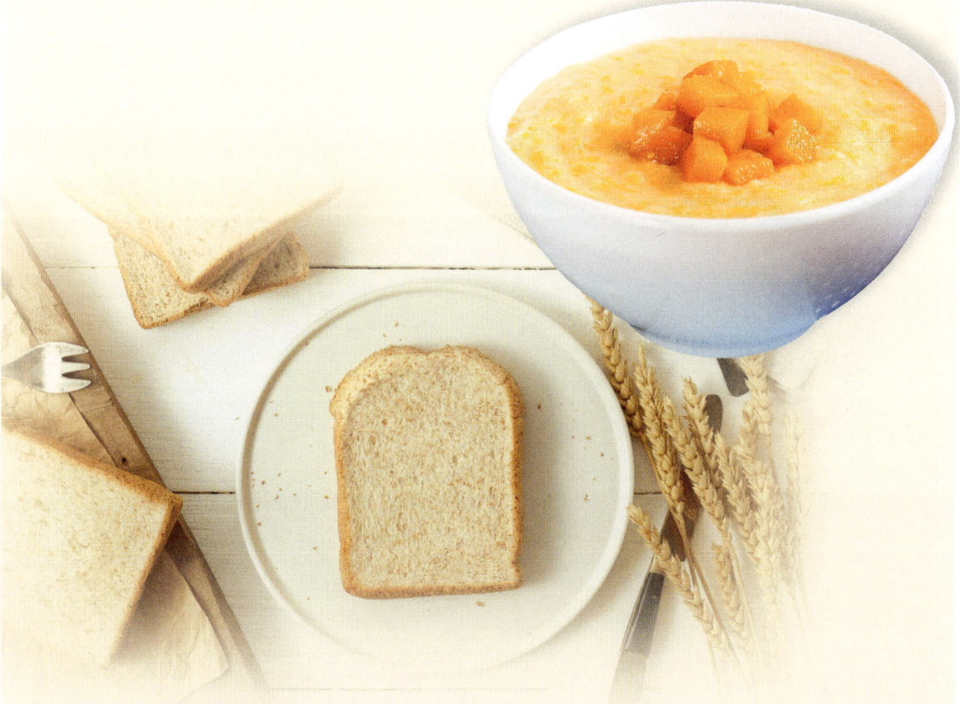

Tips 杂粮粥可提供复合碳水化合物、膳食纤维，帮助增强饱腹感，促进肠道蠕动。全麦吐司比馒头含有更多营养，且即开即食，很方便。

午餐
蔬菜牛肉汤 + 糙米饭

食材：牛肉100克，胡萝卜、土豆各50克，糙米饭1碗，芸豆、菜花、四季豆各20克。

调料：盐和橄榄油各适量。

做法：

1. 牛肉洗净，切块；土豆、胡萝卜分别洗净，去皮，切小块；芸豆洗净，提前浸泡；菜花洗净，切块；四季豆洗净，去老筋，切段。
2. 热锅中加橄榄油，倒入牛肉块翻炒均匀，加入足量水，煮沸后转小火煮约30分钟至牛肉变软。
3. 加入土豆块、胡萝卜块、芸豆、菜花和四季豆，继续煮15分钟，出锅前加盐调味即可。搭配糙米饭食用。

烹饪时长：50分钟

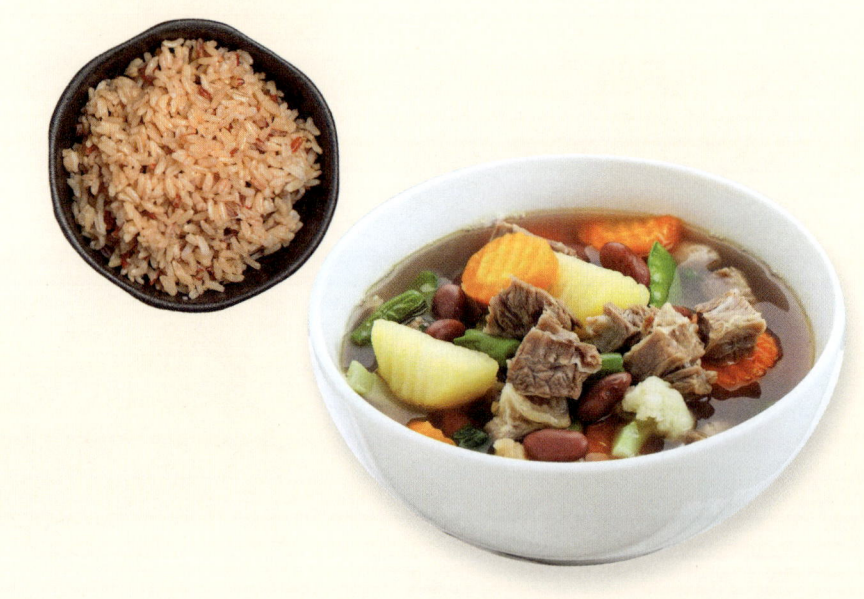

Tips：牛肉富含铁和优质蛋白，可帮助身体恢复元气。

晚餐
**烤鸡胸肉 +
炒西蓝花**

食材：鸡胸肉、西蓝花各100克，柠檬半个（部分切片）。

调料：橄榄油、生抽各适量。

做法：

1. 鸡胸肉洗净，挤入柠檬汁加橄榄油腌制2小时，放入烤箱180℃烤15分钟。
2. 西蓝花洗净，放入锅中炒5分钟至软，加生抽调味，出锅后与鸡胸肉一起装盘，点缀柠檬片即可。

烹饪时长：15分钟

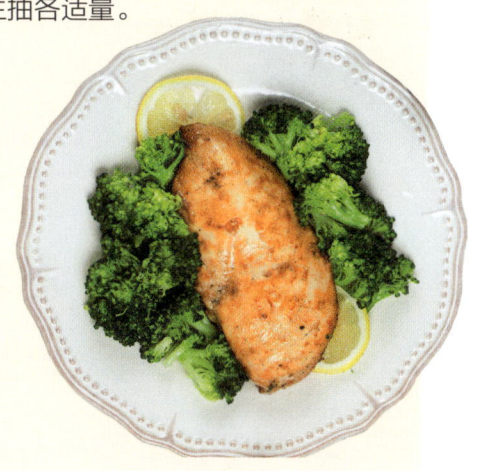

Tips｜鸡胸肉可提供丰富的蛋白质；西蓝花富含膳食纤维，可帮助肠胃逐步恢复功能。

加餐
无糖酸奶 + 坚果

食材：无糖酸奶100毫升，综合坚果15克。

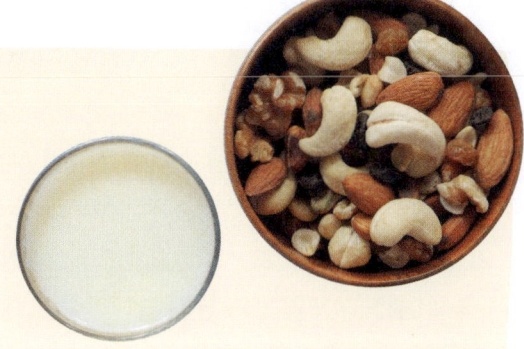

Tips｜坚果富含健康脂肪，帮助身体恢复的同时又能补充营养。

第五天

早餐
红薯小米粥 + 水煮蛋

食材：红薯80克，小米50克，鸡蛋1个。

做法：

1. 红薯洗净，去皮，切块；小米淘洗干净，与红薯块一起加水煮至粥熟即可。
2. 鸡蛋洗净，水煮10分钟，剥皮后搭配粥一起食用。

烹饪时长：30分钟

> **Tips** 红薯富含膳食纤维和维生素C，可帮助肠道恢复，小米与红薯搭配可提供多种营养素。

午餐
清炒空心菜 + 蒸红薯

食材：空心菜150克，红薯1根。

调料：蒜末10克，盐、生抽各少许。

做法：

1. 空心菜去老梗，洗净，沥干水分。
2. 锅中倒油烧热，爆香蒜末，放入空心菜大火快速翻炒至断生，加入盐和生抽调味即可。
3. 红薯洗净，蒸30分钟至熟即可。

烹饪时长：约30分钟

> **Tips** 空心菜富含膳食纤维，蒸红薯有助于促进消化、预防便秘。

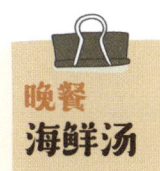

晚餐 海鲜汤

食材： 大虾5只，鱿鱼、鱼片各30克。
调料： 姜片、盐、香菜段各适量。

做法：

1. 大虾洗净，去壳、去虾线；鱿鱼洗净，切圈；鱼片洗净备用。
2. 锅中加适量清水、姜片煮沸，依次加入鱼片、鱿鱼圈和大虾，煮至海鲜熟透后，加入少量盐调味，撒香菜段即可。

烹饪时长： 约30分钟

> **Tips** 海鲜汤富含优质蛋白、矿物质（如锌、硒、碘）和ω-3脂肪酸，不仅有助于增强免疫力，还能促进新陈代谢。

加餐 无糖酸奶 + 葡萄干

食材： 无糖酸奶100毫升，葡萄干10克。

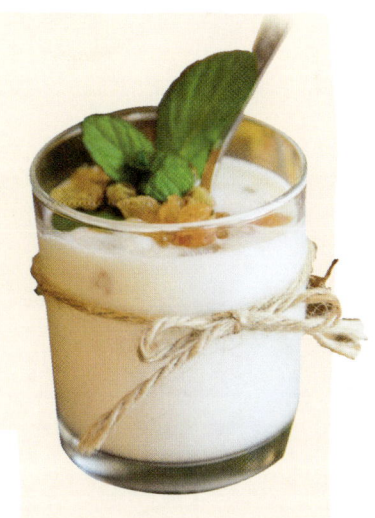

> **Tips** 酸奶富含益生菌，有助于肠道健康，葡萄干可补充微量元素。

第六天

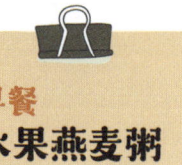

早餐 水果燕麦粥

食材：原味燕麦片30克，香蕉半根，蓝莓、树莓、杏仁、花生仁各适量。

做法：
1. 燕麦片加水煮成粥；香蕉去皮，切片；蓝莓、树莓分别洗净。
2. 燕麦粥中加入处理好的水果和坚果，搅拌均匀即可。

烹饪时长：15分钟

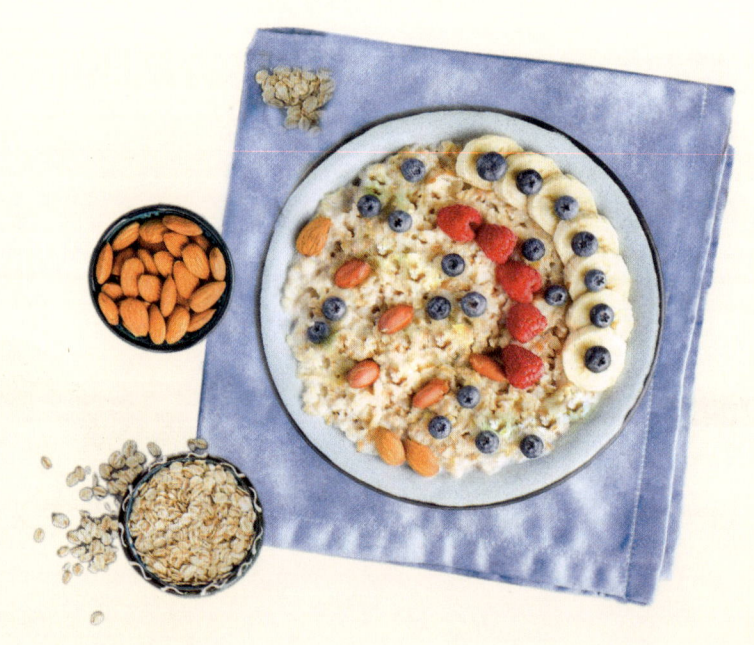

Tips 燕麦片富含膳食纤维，有助于促进肠道蠕动；蓝莓、树莓中有丰富的抗氧化物质，可帮助增强免疫力。

午餐
番茄炒蛋 + 糙米饭

食材： 番茄、鸡蛋各1个，糙米饭1小碗。
调料： 盐、葱花各少许。

做法：

1. 番茄洗净，切块；鸡蛋打散。
2. 热锅倒入适量油，将鸡蛋液倒入锅中，炒至凝固后盛出备用。
3. 锅留底油，放入番茄翻炒至软烂，加入炒好的鸡蛋，调入少许盐翻炒均匀，撒葱花出锅，搭配糙米饭食用即可。

烹饪时长： 约15分钟

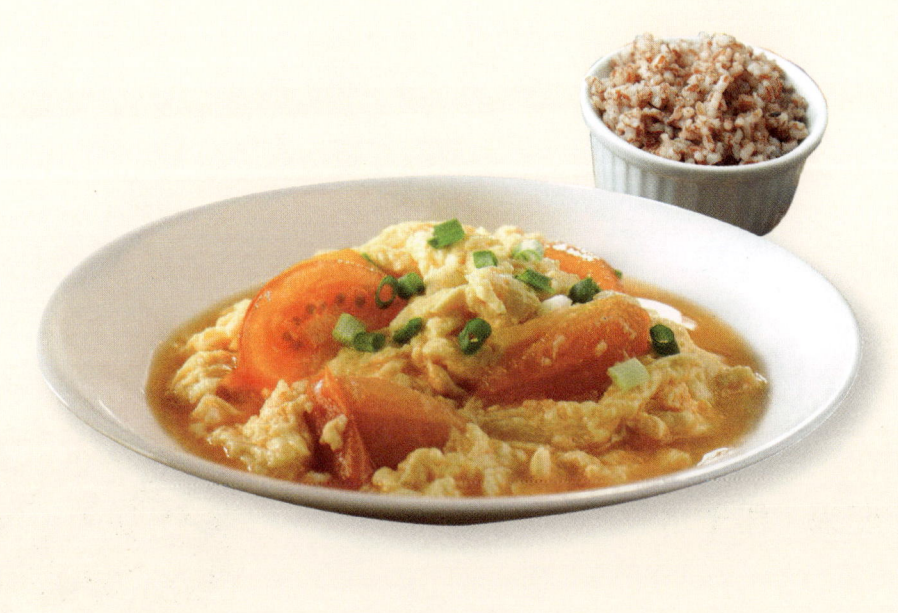

> **Tips** 番茄的酸甜搭配鸡蛋的鲜香，清淡开胃且易消化，适合作为营养均衡的家常菜。

**晚餐
鸡肉清汤**

食材：鸡胸肉80克，胡萝卜半根，洋葱1/4个。
调料：盐、葱花各少许。

做法：

1. 鸡胸肉洗净，切块；胡萝卜洗净，切片；洋葱洗净，切丝。
2. 锅中加入清水，放入鸡肉块、洋葱丝，大火煮沸后撇去浮沫，加入胡萝卜片，转小火炖煮20分钟，煮至鸡肉熟透，加少许盐、撒上葱花即可。

烹饪时长：约30分钟

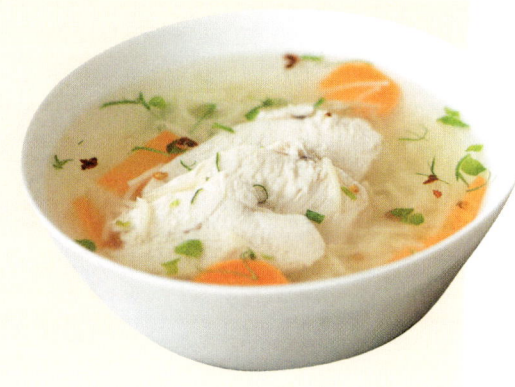

Tips　鸡胸肉富含优质蛋白，胡萝卜富含胡萝卜素，一起煮汤汤清味美、易消化。

**加餐
坚果+椰子水**

食材：综合坚果20克，椰子水150毫升。

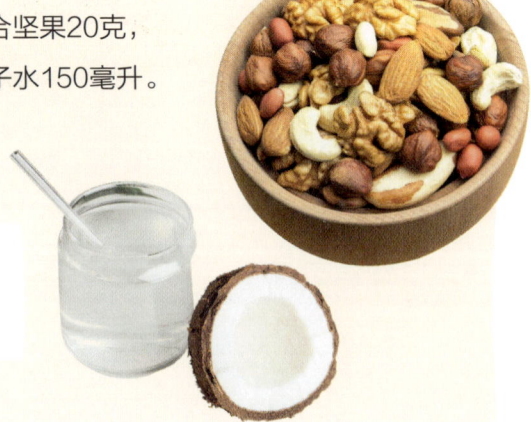

Tips　坚果可提供健康脂肪和微量元素，椰子水有助于补充电解质。

第七天

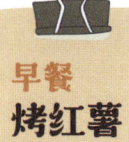

**早餐
烤红薯**

食材： 红薯1~2根。

做法：

1. 红薯洗净，不用削皮。
2. 烤箱预热至200℃，将红薯放在烤架或烤盘上，烤40~50分钟，期间可用叉子扎一下，确保红薯内部变软。
3. 烤熟后取出，稍微放凉，剥去外皮即可食用。

烹饪时长： 约50分钟

> **Tips** 红薯富含膳食纤维和胡萝卜素，低脂且具有很强的饱腹感。

**午餐
三文鱼沙拉+
糙米饭**

食材： 净三文鱼100克，生菜、芝麻菜、风干番茄、豆芽各适量，糙米饭1碗，熟黑芝麻少许。

调料： 橄榄油、柠檬汁各少许。

做法：

1. 三文鱼用橄榄油煎熟；豆芽洗净，焯水。
2. 三文鱼切块，加入洗净的生菜、风干番茄、芝麻菜、豆芽，撒上熟黑芝麻。挤入少许柠檬汁和橄榄油调味即可。搭配糙米饭一起食用。

烹饪时长： 20分钟

> **Tips** 三文鱼富含不饱和脂肪酸，有益于心血管健康。这款沙拉能提供丰富的膳食纤维和维生素，帮助消化和抗氧化。

晚餐
冬瓜牛肉汤

食材：冬瓜100克，牛肉80克。

调料：姜片、葱花、盐各少许。

做法：

1. 牛肉洗净，切块，放入沸水中焯水，去除血沫后捞出备用；冬瓜洗净，去皮除子，切片。
2. 将牛肉块和姜片放入锅中，加入适量清水，大火煮沸后撇去浮沫，转小火炖煮40分钟，加入冬瓜片，再炖煮15分钟至冬瓜片熟软，加少许盐、葱花即可。

烹饪时长：约1小时

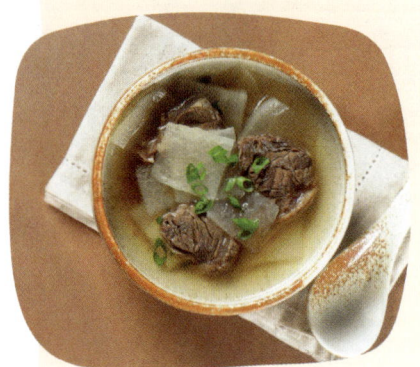

Tips | 冬瓜富含水分，有助于促进肠胃蠕动，清热利尿；牛肉是优质蛋白的来源，能够补充身体所需的铁和锌，增强免疫力。

加餐
无糖酸奶 +
新鲜水果

食材：无糖酸奶100毫升，时令水果（如猕猴桃、草莓、樱桃）适量。

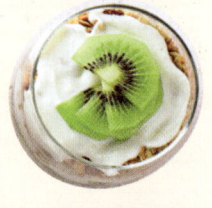
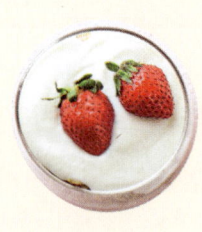
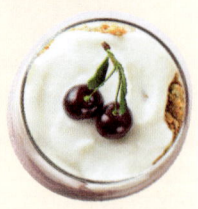

Tips | 无糖酸奶含益生菌，有益于肠道健康；时令水果富含维生素C，有助于身体恢复。

小专题
复食误区
——断食结束后进食的常见错误

复食是断食过程中至关重要的一步,合理的复食方式不仅有助于身体顺利过渡,还能维持健康和良好体形。避开常见的复食误区,科学合理地搭配营养,才能让我们在断食后的恢复期获得最佳效果。

常见误区	解决方案	如何吃(示例)
复食过于急迫	开始时选择易消化的食物,避免过量进食。进食量逐渐增加,以帮助肠胃适应	第1~2天:选择清汤、蔬菜汤或米粥等易消化流质食物。少量多餐,帮助肠胃慢慢恢复
忽视食物的营养搭配	确保饮食多样化,避免单一食物。可以通过增加不同种类的蔬菜、蛋白质(如鸡胸肉、鱼类)和健康脂肪(如橄榄油、坚果)来实现均衡	第3~4天:可以开始加入一些蒸鸡胸肉、煮蔬菜(胡萝卜、菠菜等)和糙米饭,保证营养均衡。减少油腻食物,避免辛辣
忽视肠道的恢复	初期以软烂和易消化的食物为主,逐步增加固体食物,避免油腻、重口味的食物	第2~3天:食物选择以软粥(如小米粥、燕麦粥)和炖蛋为主,逐渐加入低纤维的蔬菜泥,避免坚硬食物
过度依赖流质食物	流质食物可以作为辅助,但不要完全依赖,逐渐加入软质固体食物,保证食物种类的多样性	第3~4天:尝试软食(如蒸蛋、蔬菜泥)与流质食物搭配,逐步增加固体食物量,避免仅食用流食
复食后过量摄入糖分	限制精制糖摄入,避免糖分过高的加工食品或饮料。选择天然的甜味来源,如水果,逐渐满足对甜味的需求	第4~5天:可以加入少量水果(如苹果、香蕉),以天然水果甜味代替添加糖的摄入。避免含糖量高的加工食品
忽视身体信号	关注饥饿感与饱腹感,避免暴饮暴食。随时根据身体感受调整进食量,特别是在复食初期	第5~6天:若感到饱腹,适量减少进食量。少食多餐,每餐不要过量,可以间隔1~2小时吃一小份水果或坚果,维持饱腹感

PART 6

持续改进
断食空腹的实践日记

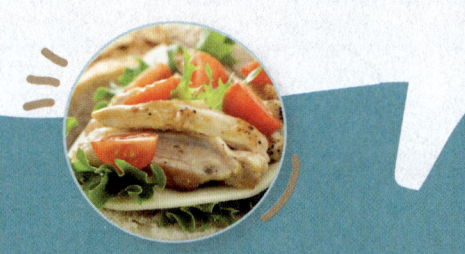

第一节
断食日记指南
——记录每次断食中的身体变化

在断食的过程中，很重要的一项任务是记录身体的变化。这不仅仅是为了追踪体重，看是否达到了减重目标，更是为了深入了解自己在空腹状态下的真实反应。记录断食的过程，就像是为身体"做笔记"，它能帮助你不断调整，找到最适合自己的节奏和方法。

每个人的身体对断食的反应不同，有的人可能感觉能量充沛，精神更易集中；有的人则可能会出现头晕、焦虑或者低血糖的情况。通过记录每天的变化，你能清楚地了解自己的身体在适应期的状态，进而在日后的断食中做出更精准的调整。

那么我们应该记录哪些内容呢？

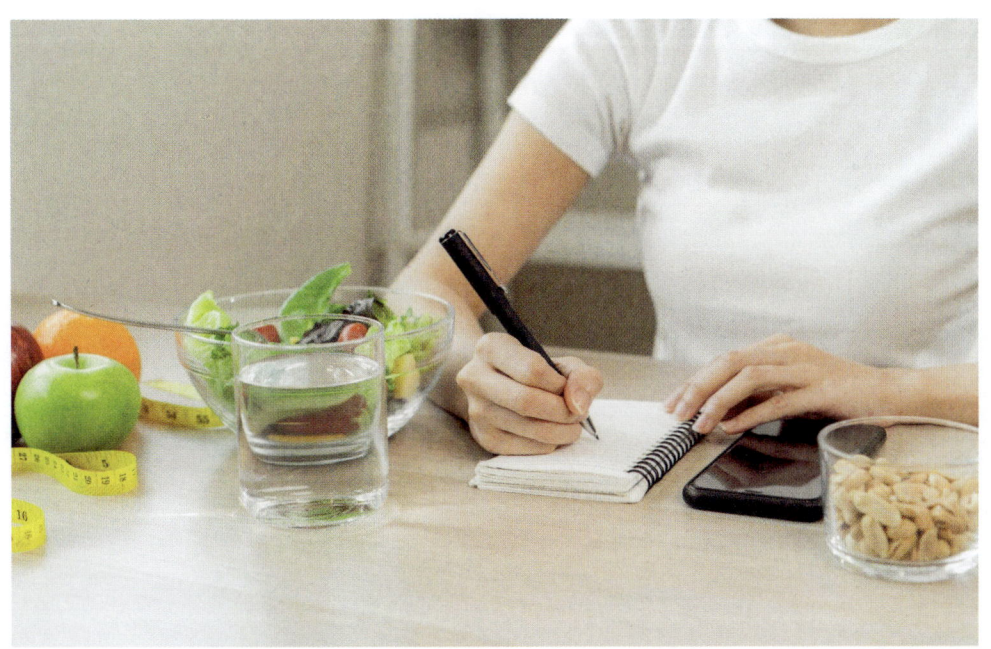

▲ 记录自己断食的感受，有助于更好地了解自己和感受断食带来的变化

空腹时的饥饿感

饥饿感是每个断食者都会经历的感受。记录每次断食前后的饥饿感,可以帮助你判断自己身体的适应情况。

早餐后,空腹至午餐前: 如果饥饿感强烈,说明断食窗口有些长,或者前一天的饮食营养不足。

晚上8点,空腹至第二天中午: 这时候的空腹感可能会减轻,因为身体逐渐适应了这种模式。

记录时尽量具体地描述饥饿程度,例如"早上空腹感强烈,胃部有明显的咕噜声",或者"午饭前,我感到轻微的饥饿,但不强烈"。

 ## 精神和情绪的波动

断食不仅是身体上的挑战,情绪和精神状态同样会受到影响。空腹时可能会产生焦虑、烦躁,甚至影响工作和社交。记录下你在空腹期间的情绪波动,可以参考以下格式。

早晨空腹: 感觉大脑清晰、注意力集中,工作效率提高。

午餐前: 情绪变得烦躁,容易发火。

晚餐时: 身体感到乏力,想吃一些高能量的食物来补充体力。

通过这些记录,你能看到自己情绪变化的规律,随时进行调整,比如选择更合适的食物,或者延长/缩短空腹时间。

 ## 身体的不适感

很多人在断食初期会出现一些不适症状,如头晕、低血糖、胃痛等。如果你有类似症状,可参考以下格式记录下来。

早晨起床后: 头晕、轻微恶心,喝水后稍微缓解。

下午空腹时: 开始感到疲劳,甚至出现焦虑,可能是低血糖导致。

断食结束后: 吃完食物后,出现胃部不适,可能是消化系统需要时间适应。

运动与能量水平

断食期间是否能进行运动,也是很多人常问的问题。事实上,空腹状态下进行轻度运动能提升脂肪燃烧效率,如果进行剧烈运动可能会感到不适。因此,可以参考以下格式记录断食期的运动情况和能量水平。

晨跑: 空腹状态下稍微感到疲劳,但跑步后感觉精力充沛。

下午健身: 在空腹的情况下进行较大的力量训练,感到力不从心,建议调整进食时间。

记录这些内容,能帮助你了解自己在空腹状态下是否能够进行运动,以及空腹运动后的身体恢复情况。

 ## 睡眠质量

有些人在断食初期会遇到睡眠质量下降的问题,尤其是晚上空腹时容易感到不适,影响睡眠。可参考以下格式进行记录。

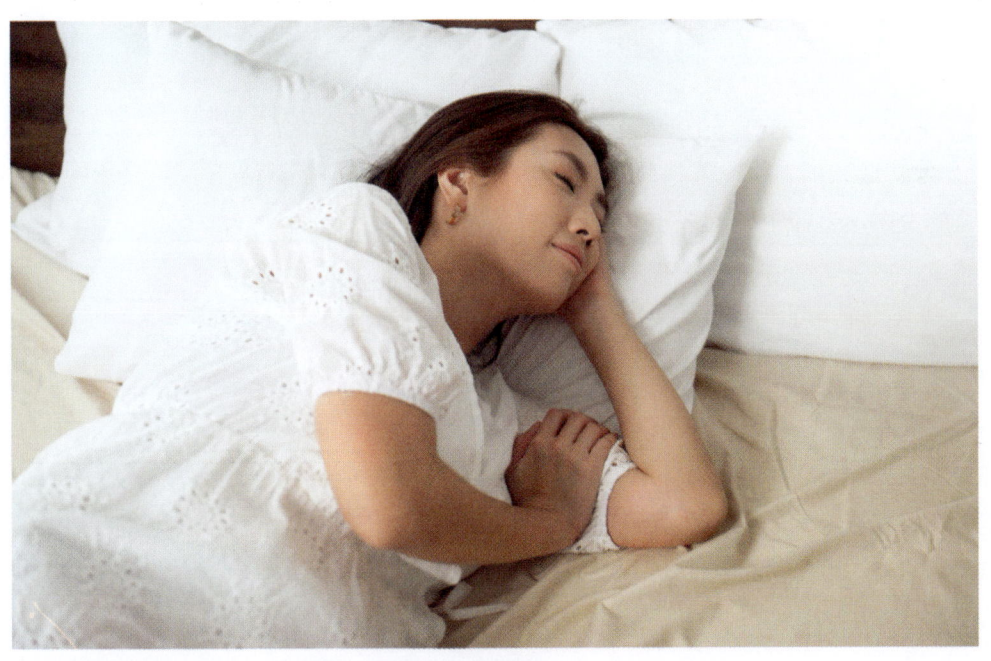

▲ 断食可能会影响睡眠,你同样需要记录自己的睡眠情况

入睡容易：在空腹状态下，睡前觉得饿，但能很快入睡。

入睡困难：晚上10点开始空腹，直到半夜都在翻来覆去，难以入睡。

这些记录可以帮助你调整断食和睡眠的关系，找到最佳的进食时间，以确保不会影响睡眠质量。

记录的频率和方式

每天的记录并不需要过于烦琐，可以选几个重要的时间节点进行。比如每天早晨、午餐前、晚餐前各做一次简短的记录，记录当时的饥饿感、精神状态、身体不适等，晚上睡前再做一次总结，看看断食一天总体的感觉如何。

你可以通过手机App来记录，许多健康应用都有记录饮食、情绪、运动和身体感觉的功能。你也可以选择传统的纸质笔记本，根据每个节点的需求来分类记录，在每天的总结中写下自己的感受和下一步的调整计划。

断食日记示例：

日期：2025年2月19日

断食模式：16小时空腹，8小时进食

空腹时的饥饿感：早晨起床后轻微饥饿，到午餐前不太强烈

精神状态：早晨能较好地集中精力，但午餐前有些焦虑，感觉有些饿

运动情况：上午空腹散步30分钟，感觉精力充沛

身体不适：下午略感疲惫，通过饮水缓解

晚餐后的感觉：感觉饱腹，胃部轻微不适，可能是进食较快

睡眠：晚上睡得较好，入睡较快，睡到天亮

第二节
目标设定与达成
——建立健康目标并追踪

开始"16+8"断食前,设定清晰的目标是非常重要的。没有目标的断食就像是开车没有导航,容易迷失方向。设定一个明确的目标,不仅更容易坚持下来,还能清楚地知道自己每一步做得怎么样。

设定目标时要具体、可衡量。例如,很多人进行断食是为了减重,但"减重"这个目标太宽泛,很难衡量。可以改成"每个月减2千克"或者"半年减掉10%的体脂",这样的目标更具体,更容易达成,还能清楚地知道自己是否在进步,下一步该做什么调整。

当然,减重并不是唯一的目标。有些人进行断食是为了改善健康、增加精力,或者稳定血糖。这些目标不像减重那么直观,但同样重要。比如,如果你断食的目的是让血糖更稳定,就可以定期记录血糖变化,或者观察自己空腹时的精力变化。

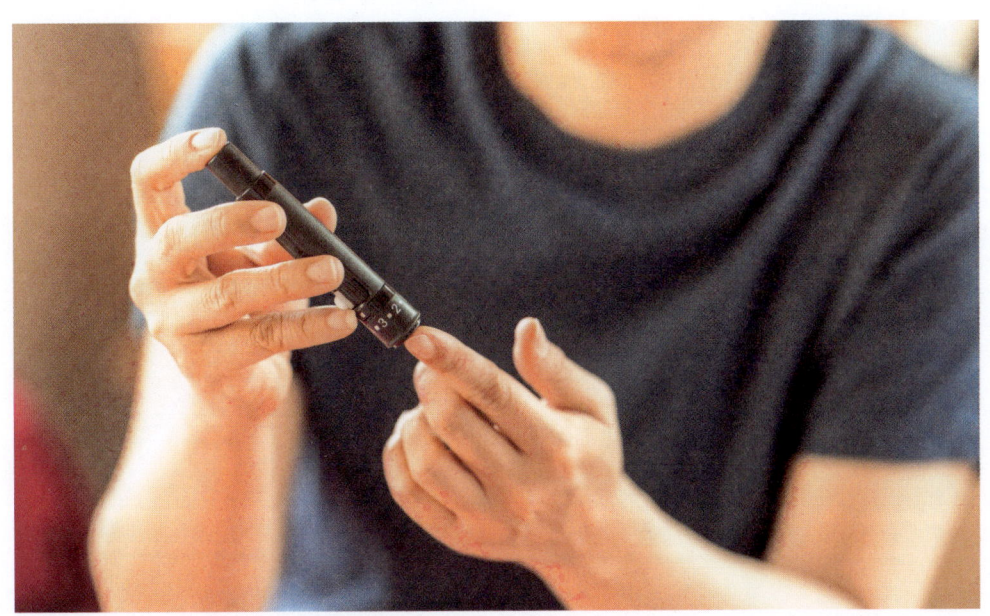

▲ 可以在断食过程中每天监测自己的血糖情况

目标设定好之后，就需要追踪进展了。很多人刚开始做断食时，身体会经历一段适应期，体重不仅没有立刻下降，反而会出现浮肿等现象。这时不要慌，做好记录，观察自己身体的变化，找到问题所在，及时调整。比如，如果体重不减反增，可能是盐摄入过多，记录每天的饮食时，要特别关注是否有高盐食物的摄入，这样可以及时发现问题并调整。

目标设定之后并不是一成不变的，也需要根据身体状况进行调整。随着时间的推移，你的身体会越来越适应断食，当最初的减重目标达成之后，就可以关注其他健康方面的目标，比如控制血糖、提升体能等。定期回顾和调整目标，可以让你朝着健康的方向前进。

设定目标时要注意时间的合理性。比如一个月减2千克是比较合适的短期目标，既不过于苛刻，又有足够的挑战性。如果目标设定得太高，可能会带来过大压力，目标定太低又容易失去动力。所以要找到适合自己节奏的目标。

最后，在设定目标时，还要考虑心理状态。很多人在做断食时，会遇到意志力的考验。如果目标太难，可能会丧失信心；目标太容易，又会觉得没挑战性。因此，目标的设定既要有一点难度，又要能看到明显的成果，这样才能保持动力，走得更远。

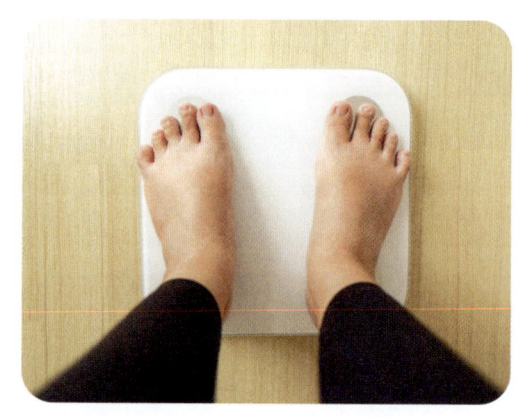

▲ 在断食过程中，要关注自己的体重变化

总体来说，断食不是一蹴而就的过程，设定合理的目标，并且定期记录、调整，是成功的关键。通过这些记录，你能清楚知道自己做得如何，看到体重、血糖以及睡眠质量的改变，这些都会成为你不断前进的动力。

第三节
运动与空腹的协同
——空腹期间的运动指导

空腹运动,听起来就有点"劝退",尤其是对刚开始断食的人来说,会觉得在肚子空空的时候运动肯定特别难受。其实,只要掌握正确的原则,空腹运动不仅不难受,反而对身体有很多好处。关键是要知道什么时候运动、做什么样的运动,才不会给身体带来不必要的负担。

 适合空腹的运动类型

空腹时,建议做一些强度适中、持续时间较短的运动,比如快走、慢跑、瑜伽、拉伸运动,或者轻强度力量训练。对于初试者来说,可以从轻强度运动开始,逐步增加强度。比如,刚开始时可以进行20～30分钟的快走,慢慢过渡到30～45分钟的慢跑。

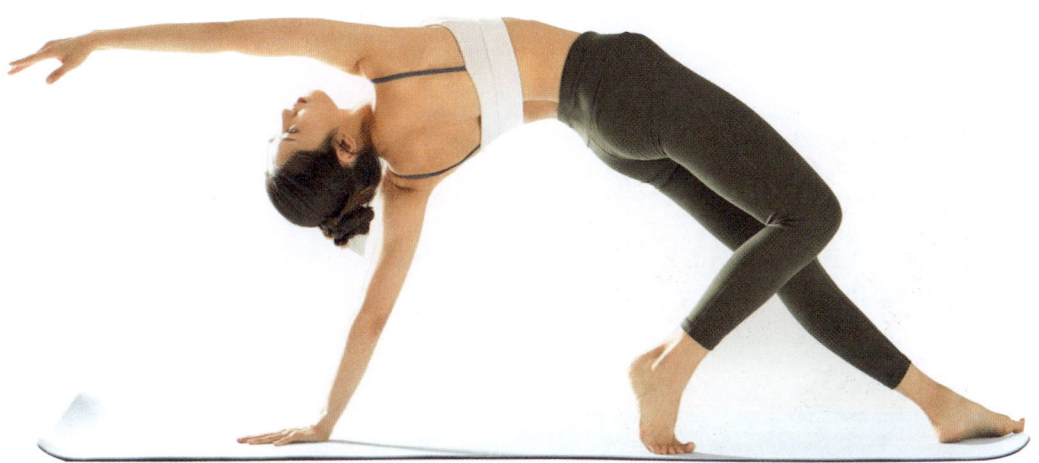

▲ 在空腹期间,瑜伽这样的轻强度运动更为适合

为什么推荐这些运动？因为它们不会消耗过多的能量，也不会让人感到特别累。空腹时，身体还没有从食物中获得大量能量，所以做一些低强度运动，可以避免血糖过低导致的头晕、乏力等不适症状。在空腹时做高强度的运动，比如举重、大强度间歇训练（HIIT）等，可能会让身体负担加重，容易造成肌肉损伤或出现低血糖症状。

 ## 运动时间的选择

空腹运动的最佳时间一般是在早晨醒来后的2小时内，或者距离上次进餐已经过去4～6小时。这个时候，体内的糖原储备基本已经耗尽，身体更倾向于消耗脂肪作为能量来源。如果你选择在早晨进行空腹运动，建议先喝一杯白开水，帮助清理肠胃，再开始运动。这样既能避免身体脱水，又能增加运动时的舒适感。

如果你不习惯早晨运动，选择下午或傍晚也可以，只要确保空腹时间充足。最好避免在刚吃完饭后的1～2小时内进行高强度运动。饭后立即运动，容易让身体感觉沉重，还会导致消化不良。

 ## 运动前后补充

空腹运动后的恢复期非常重要。运动结束后，记得及时摄入一些富含优质蛋白和健康碳水的食物，比如鸡胸肉、燕麦粥等，补充消耗的能量，帮助身体恢复。但切忌过量进食，否则容易产生不适感，还会抵消掉运动的效果。

另外，运动前后一定要多喝水，保持身体的水分平衡。空腹运动身体容易出汗，如果水分补充不及时，可能会造成脱水，影响运动效果和身体健康。

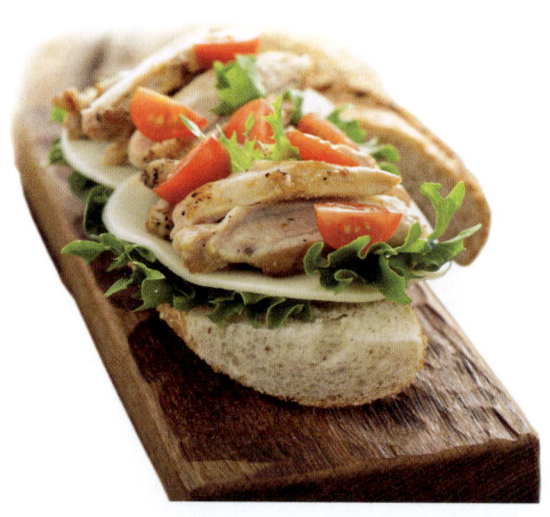
▲ 在空腹运动后，可适当补充蛋白质和健康碳水

听从身体的信号

运动时最重要的一点是，要时刻关注自己的身体反应。空腹运动的过程中，如果感觉到头晕、乏力、恶心等不适，应该立即停止运动，吃点东西或稍作休息后再继续。空腹运动是为了帮助身体更好地燃烧脂肪，如果身体不适，千万不要硬撑。每个人的身体状况不同，对空腹运动的适应过程也因人而异，所以要根据自己的实际感受来调整运动计划。

空腹期间运动并没有想象中那么复杂，只要掌握以上几个基本原则，运动就能帮助你更好地达到断食效果。但一定要记住，空腹运动是一个逐步适应的过程，不可急于求成。

小专题
断食的生活化
——如何让空腹成为日常习惯

断食最怕的是什么？是坚持不了多久就放弃。很多人觉得断食是一个短期计划，减掉几斤体重或者达到某个目标就结束了。但实际上，断食真正的意义在于它是一种长期的健康生活方式，而不仅仅是阶段性的节食方法。

那么，如何让断食成为生活中的一部分，像刷牙洗脸一样自然？这个小专题我们就来聊聊将断食"生活化"的关键点。

不用每天都断，灵活安排才长久

让断食成为日常，首先要打破"必须天天断"的想法。断食不需要每一天都严格执行，偶尔来个"休息日"反而更容易坚持。比如，你可以一周安排5天进行"16+8"断食，剩下2天正常吃饭，给自己留出灵活的调整时间。长期来看，这种方式更容易融入生活，也不会让人觉得断食是一种负担。

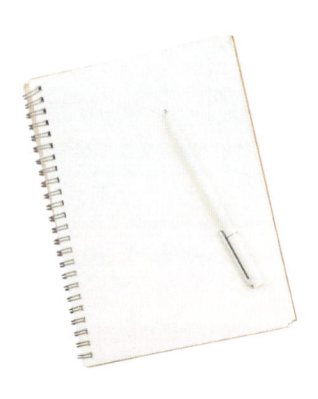
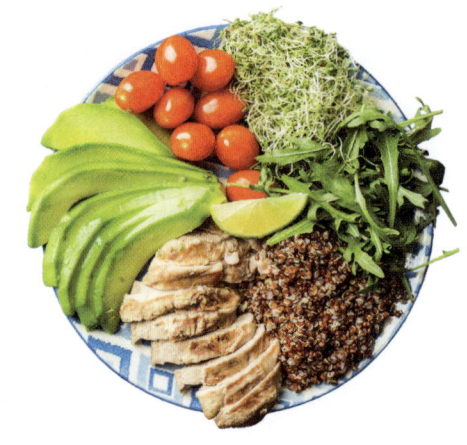

▲ 断食需要坚持，也可以灵活调整

把断食和兴趣结合，让它不再无聊

很多人坚持断食一段时间后会觉得单调，甚至有点无聊。空腹的时候，嘴巴闲着，心里总觉得缺点什么。这个时候，不妨把断食和自己的兴趣结合起来，让它变得有趣一些。

比如，空腹的早晨你可以做一些自己喜欢的事，去公园散步、做做瑜伽，或者在安静的清晨读书、写日记，都是不错的选择。很多人发现，空腹的时候精神状态会更好，可以做一些需要专注力的事情，比如学习新技能或者完成比较困难的工作。

建立专属的断食仪式感

想要把断食融入生活，仪式感真的很重要。所谓仪式感，不一定是大张旗鼓，而是给断食赋予一种特殊的意义，让你觉得不仅仅是"少吃一顿饭"。

比如，你可以在每天的空腹时间给自己留出一个"断食时刻"。这个时刻是完全属于你的，泡一杯咖啡或者茶，安静地坐一会儿，享受那种胃部清空的感觉。也可以用空腹时间进行冥想或者深呼吸，感受身体在空腹状态下的平静和力量。

另外，每次断食结束时，可以用一种固定的方式"庆祝"——比如吃一小块喜欢的黑巧克力，或者准备一顿用心的复食餐。这种小小的仪式感能帮你坚持得更久。

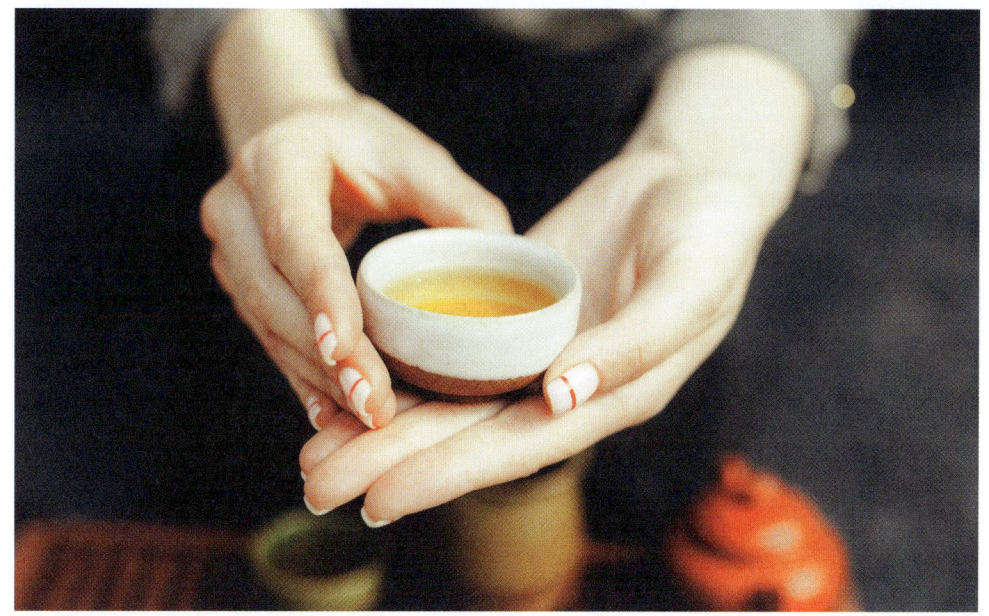

▲ 一杯清茶,可以为你的断食之旅增加几分"仪式感"

接纳波动,让断食更轻松

断食生活化的关键在于"接纳"。无论是体重的波动,还是某天断食没坚持下来,都是正常的,不要太纠结。很多人在断食中途吃了东西或者没完成计划时会产生强烈的挫败感,甚至会选择直接放弃。其实,这完全没必要。

让断食生活化,就要把断食这件事变得轻松,而不要把它当成"任务"或"挑战"。某天觉得饿了就吃点东西,某周完全没有断食也没关系。和身体相处是一个长期的过程,偶尔的"中断"并不会让之前的努力白费。

分享断食生活,让你走得更远

断食的路上有时候难免觉得孤单,尤其是当周围的人都不理解这种行为时,可能会坚持不下去。这个时候,不妨试着和有共同兴趣的人分享你的断食生活。

可以和几个朋友相约一起断食,互相鼓励;也可以加入一些健康社区或者在社交平台上分享你的断食体验和心得。在和其他人交流分享的过程中，你不仅能得到更多的支持和灵感，也会发现原来自己并不孤单。

记住，生活化的断食不需要完美，而是要找到适合自己的节奏。只有这样，你才能真正享受断食带来的健康和轻松感，把它当作一种长期可持续的生活方式。

PART 7 心灵对话
开启空腹与大脑的连接

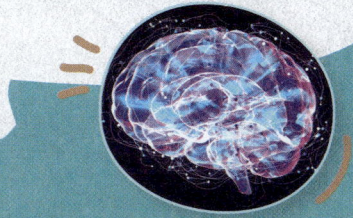

第一节
激发创意的饥饿感
——空腹让人更清醒，更具创造力

你有没有过这样的体验：肚子空空的时候，大脑反而特别"精神"。那种隐隐的饥饿感，虽然会让胃部有点不舒服，但却能让思维变得更清晰，有时甚至还能蹦出一些新奇的想法。这并不是一种错觉，科学研究早就发现，饥饿和创造力之间，还真有着千丝万缕的联系！

从生理的角度来讲，当我们空腹时，身体里的胰岛素水平会下降，而去甲肾上腺素的分泌会增加，这就像是给大脑来了一杯"提神咖啡"，能让注意力更集中，整个人变得清醒又警觉。这其实是我们的祖先在进化过程中，保留下来的生存技能。想想看，在野外环境下，如果肚子饿的时候还迷迷糊糊的，那可太容易成为猛兽的盘中餐了。

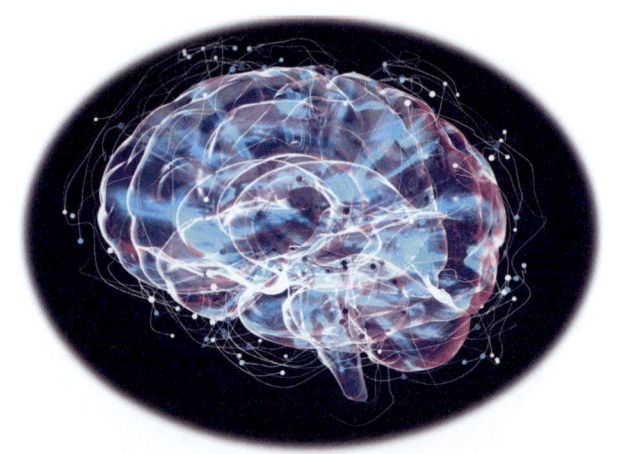

▲ 在空腹状态下，大脑可能会变得更有创意

同时，空腹的时候，大脑还会进入"狩猎模式"。当人在吃饱之后，身体开始忙着消化食物，大脑的活跃度就降低了。可当肚子饿的时候，大脑为了觅食，就会更加留意周围的环境，思考问题也会更灵活。在现代社会，这种状态就表现为创意的涌现。

很多作家和艺术家都深谙此道，会利用空腹的状态来激发灵感。比如村上春树，就常常在早晨空腹的时候写作。这时大脑刚刚从沉睡中清醒过来，有一点轻微的饥饿感，能使专注力大大提升。还有画家达利，也喜欢在空腹的时候进行创作，他觉得那种"不满足感"就像是灵感的催化剂，能帮他更好地捕捉稍纵即逝的瞬间。

除了激发创造力，空腹还有一个好处，就是能提高我们解决问题的效率。心理学家做过一个实验，找两组人，一组饿着肚子，另一组吃饱喝足，让他们完成同样的脑力任务。结果发现，空腹的那一组解决问题的效率明显更高。这是因为当人处于饥饿状态时，大脑会调动更多的神经网络去寻找解决方案，这也是人类为了生存进化出来的本能。

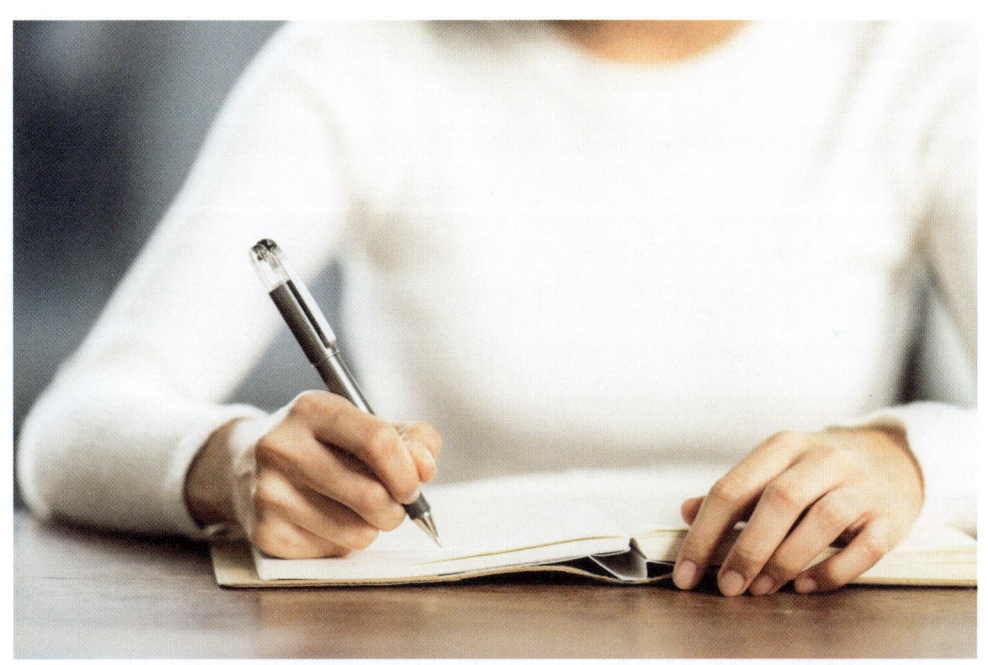

▲ 试试在空腹状态下进行思考和创作

不过，并不是所有的空腹状态都能激发创意。如果饿过了头，满脑子就只剩下"吃的"，这时候创造力反而会被抑制。所以，适度空腹是关键。比如断食的最后几个小时，或者午饭前，这个时候身体既不会因为过度劳累而疲惫不堪，也不会因为吃得太饱而昏昏欲睡，大脑处于一种活跃但压力不太大的状态，是激发创意的"黄金时段"。

因此，从事写作、画画或者策划等需要很多创意灵感的工作的人，不妨试着利用空腹的时间进行创作。当然，在尝试的过程中，一定要留意自己的身体状况。如果断食让你觉得浑身无力、头晕眼花，那就不适合用来激发创意了。记住，适度饥饿，保持清醒专注，才是打开大脑"创意模式"的正确方式。

第二节
空腹冥想，让内心重归平静

空腹和冥想，这两件事从表面上看好像没什么关联。毕竟，人在肚子饿的时候，第一反应往往是吃东西，而不是坐下来放空大脑。但实际上，空腹冥想是一种非常独特的体验，它能帮助我们更好地感受身体和内心的连接，从而缓解压力、释放情绪。

平时我们吃饭，很多时候都是因为习惯，到点就吃，而不是因为身体真的需要进食。当我们进行空腹冥想的时候，会慢慢感受到，饥饿其实是身体在向我们发出信号，提醒我们该关注它了。这种觉察，会让我们重新审视"饥饿"这个感觉，打破吃饭的惯性，也让我们和身体之间的连接更深一层。

具体该怎么进行空腹冥想呢？这里有几个小步骤可以参考。

1. 安静的环境： 找一个不会被人打扰的空间，可以是家里的卧室，铺上瑜伽垫或者坐垫；天气好的时候，也可以去户外，比如安静的公园等自然环境里。冥想前关掉手机或者调至静音，把外界的干扰降到最低。

2. 舒适的姿势： 你可以选择盘腿坐在垫子上，把腰背挺直；也可以坐在椅子上，双脚稳稳地放在地面。身体保持放松，但又不能太松懈。双手自然地放在膝盖或者大腿上。

3. 缓慢地呼吸： 闭上双眼，用鼻子慢慢地吸气，感受空气一点点充满腹部，腹部微微隆起，心里默默数4~5秒；接着用嘴巴缓缓地呼气，感受腹部慢慢收缩，默数6~7秒。在呼吸的过程中，专注在气息的进出上，把杂念都抛到一边。

4. 感受当下的状态： 把意识集中在空腹的感受上，留意胃部是不是有轻微的抽动，腹腔是不是有空空的感觉，口腔是不是有点干燥。不要抗拒这些感觉，用一种开放、接纳的心态去体验。

5. 觉察内心的情绪： 随着冥想的深入，注意观察自己内心情绪的变化。不管是烦躁、焦虑，还是其他情绪，都不要刻意压抑或逃避，就静静地看着它们来去，就好像看着天空中的云朵飘来飘去一样。

6. 控制好时间： 刚开始尝试的时候，冥想5~10分钟即可。等慢慢熟练后，再把时间逐渐增加到15~30分钟。冥想结束的时候，先慢慢睁开双眼，安静地坐一会儿，然后再缓缓起身。

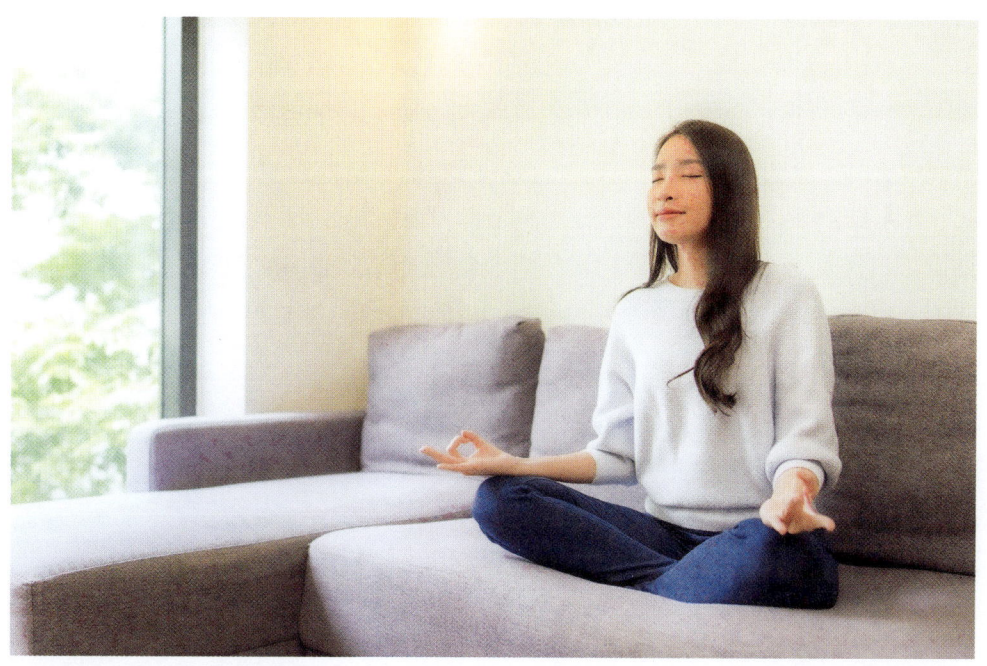

▲ 调整呼吸，感受能量的流动

空腹冥想非常值得尝试，它能帮我们摆脱对食物的习惯性依赖，重新和身体建立紧密的连接，让我们以平和的心态去面对饥饿、情绪和压力，还能通过呼吸和自我观察，找到内心深处的平静和力量。

第三节
空腹的内在平静
——重新感知慢节奏的生活

现代生活节奏越来越快，一顿饭从点餐到吃完不过十几分钟，手机不断响起消息提醒，工作、社交、娱乐一刻都不允许停下。"空腹"正是让我们慢下来的一个机会——不仅仅是身体的"停顿"，更是内心的暂停与休息。

 ## 慢下来的提醒

当我们空腹时，胃肠在休息，消化系统暂时"下班"。这样的状态很微妙：既不需要为下一顿忙碌，也不再沉浸在上一顿的满足感里，整个身体会进入一个过渡期。如果稍微留心一下就会发现，空腹时更容易感受到一些平时很难感受到的细节，呼吸变得轻缓，身体的动作放慢，时间像是被拉长了。

空腹可以成为我们审视生活节奏的一个契机。吃得太多、跑得太快的时候，身体和大脑都在拼命应对信息、能量的输入，根本没有时间停下来看看自己究竟在干什么。而空腹帮我们按下"暂停"，就像是一个提醒：你是否需要把节奏调慢一点？

 ## 感知身体与时间的"放缓"

空腹时，我们更容易感知到身体发出的平时容易忽略的信号。这些信号非常安静，也非常真实，就像呼吸一样。吸气和呼气之间会有空隙，而在生活的节奏中，也需要有一些空隙。

很多时候，我们在生活中过于追求"充实"。总觉得吃得越多、做得越多、经历得越多，生活才会更有意义。但空腹会让我们意识到，"空"也有价值。胃空了，才可以更敏锐地感知自己的身体状态；时间放慢了，才能真正注意到那些平时被忽略的细节。

所以在空腹时，你可以试着放下手边的任务，静静地感受一下窗外风吹过树叶的沙沙声，街上传来的喧闹声。这些生活里的小声音、小细节，正是快节奏生活里最容易被我们忽略的。

从"吃"到"感受"：打破习惯性的忙碌

空腹会让我们重新思考吃饭这件事。现代人吃饭常常是一种机械化的动作，不管是三餐还是加餐，都是为了填补胃里的空虚，或者缓解精神压力。你有没有真正专注地"感受"过一顿饭？恐怕很少有人能回答。

空腹就能帮我们重新连接这种感受。当你静静地等待下一顿饭的时候，你会发现饥饿感并没有那么急迫，而是在逐渐加强，但也会在某些时刻减弱。吃饭并不是一件必须立刻完成的任务，而是一种可以用心体验的过程。

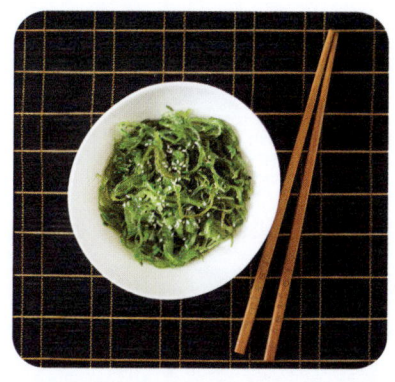
▲ 用心感受每顿饭，是一种当下的觉醒

你可以尝试在空腹时不急着吃东西，而是把注意力放在身体和内心的感觉上。同时问自己："我是真的饿了吗？还是因为习惯到点吃饭？"这种简单的提问，会让你慢慢觉察，能够区分真正的饥饿。当你带着这种意识去吃饭，会发现哪怕是简单的食物，味道也变得更鲜明了。慢慢地，你会用心去感受食物，而不是习惯性地填满胃。

让空腹成为"慢生活"的练习

慢节奏的生活是每个人都需要的调剂。而空腹，正是练习慢生活的最佳机会。在空腹的状态里，你可以用一种全新的视角看待日常生活：每一次呼吸、每一次心跳，甚至每一个动作，都可以是你感受当下的入口。

生活的意义并不一定藏在那些大张旗鼓的成就里，也可以存在于这些微小的时刻。空腹让我们有机会停下来，看到这些平凡但充满意义的瞬间。所以，下次空腹的时候，不妨试着让节奏慢下来，好好和自己的身体聊聊天。你会发现，慢下来之后的世界，其实比你想象得更丰富、更迷人。

小专题
空腹与情绪
——藏在饥饿背后的情绪密码

不知道你有没有发现，当我们空腹的时候，情绪好像也跟着变得"不安分"起来。一会儿心烦意乱，一会儿又格外敏感，有时候甚至还会心情低落。这是因为，饥饿不只是身体想要进食的信号，还是一个情绪触发器。此时，大脑和身体都进入了一种特殊的状态，给我们提供了一个了解自己情绪的好机会。

当我们空腹的时候，身体的血糖降低，大脑会发出"缺能量"的信号，引发身体的轻微应激反应。这种反应会让我们的情绪变得特别敏感，平时一些不起眼的小事，这时候可能会让我们大发雷霆，或者情绪激动。这种敏感并不是坏事，它能让我们更容易察觉到自己的情绪状态，发现平时容易被忽略的不安或疲惫，给我们一个停下来的机会，好好审视一下自己内心的真实感受。

还有一个原因，空腹的时候，没有了食物这个平时常用的"情绪安抚剂"，情

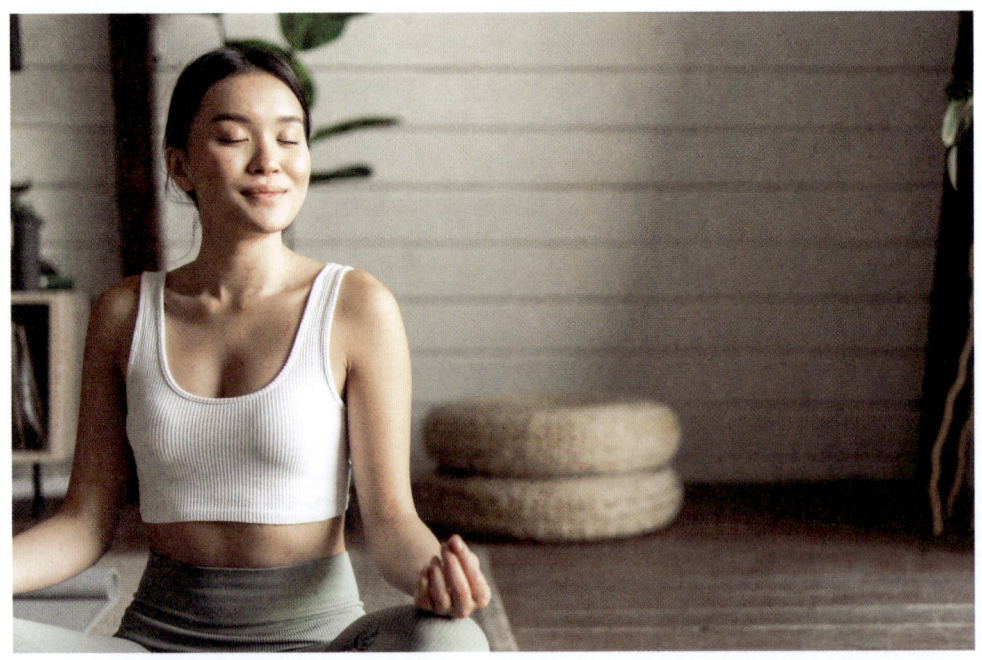

▲ 除了身体的轻松，你还会感到精神上的放松和自由感

绪更容易被发现。回想一下平时压力大的时候我们总想吃点甜食，心情低落的时候想喝杯奶茶，似乎食物能帮我们把负面情绪都"吃"掉。但在空腹的时候，这种靠吃东西来对抗负面情绪的办法就行不通了。而这恰恰给我们提供了一个学习调节情绪的好机会。当你感觉烦躁或者焦虑的时候，不妨试着和情绪待一会儿，做几个深呼吸，或者安静下来观察自己的感受。通过这样的练习，你会发现，情绪并没有那么可怕，它不过是身体和心理在向我们发出信号罢了。

在适度空腹的时候，有些人会有轻松和自由的感觉。这是因为空腹让胃部和身体都卸下了负担，有被"清空"的感觉，这种感觉能让人把复杂的思绪都抛开，更专注于当下简单的幸福。比如说，空腹的时候，我们可能会更敏锐地感觉到阳光照在身上的温暖，微风轻轻拂过脸颊的舒适，甚至能更清楚地感受到自己呼吸的节奏。

所以，空腹提醒我们身体和情绪之间有着非常微妙的联系。不管是烦躁、敏感，还是轻松、自由，这些情绪都值得我们去观察、去接纳。下次再空腹的时候，不妨多留意一下自己的情绪，说不定你会发现，它们正悄悄地向你透露着关于自己内在的秘密。

附录1 常见断食法列表

断食法	方法	优点	缺点	注意事项
"16+8"断食法	8小时内进食，16小时空腹	·简单易行，无须特别调整饮食，不影响日常作息 ·对燃脂、抗炎和代谢健康均有益处	·对晚餐时间要求较高，部分人群可能难以坚持 ·对严重低血糖患者可能不适用	·初试者可从12小时空腹开始逐步适应 ·进食窗口应选择健康饮食，避免高糖、高脂食品
5:2轻断食法	每周5天正常饮食，2天将能量摄入限制在500~600千卡	·每周仅需2天轻断食，压力较小 ·灵活性高，适合大多数人 ·可改善代谢，减轻体重	·轻断食日可能感到饥饿，部分人群在结束后易暴饮暴食 ·需要一定的意志力	·轻断食日饮食应注重蛋白质和膳食纤维摄入，避免单纯碳水化合物食物 ·两天轻断食需错开，避免连续进行
隔日断食法	第一天正常饮食，第二天将能量限制在500~600千卡或完全禁食	·燃脂效果显著，适合进阶人群 ·对体重管理和慢性病防控有效	·不适合新手，饥饿较强。长期坚持较为困难，对心理状态要求较高	·避免高强度运动 ·确保正常饮食日的营养均衡
24小时断食法	每周1次或每月2次完全禁食24小时	·清除内脏脂肪效果显著 ·每月仅需1~2次，时间投入少 ·有助于调节炎症水平，增强身体修复能力	·饥饿感较强，部分人群可能会出现低血糖 ·不适合有基础疾病或体力需求较高的人群	·初次尝试建议选择从晚餐到次日晚餐的24小时 ·断食结束后应选择轻饮食，避免暴饮暴食

续表

断食法	方法	优点	缺点	注意事项
MOAD 断食法（一天一餐）	每天只吃一顿饭，其余时间禁食	• 强效燃脂，适合需要短期内减脂的人 • 节约时间，一天只需规划一餐	• 难以长期坚持，营养均衡难以保障 • 对体力消耗大的人群和患基础疾病的人不适合 • 易引发暴饮暴食，影响消化系统功能	• 每日一餐应确保营养全面，包括优质蛋白、健康脂肪等 • 不建议长期使用，可与其他断食法交替进行
12小时轻断食法	每天空腹12小时，进食窗口12小时	• 门槛低，适合初试者和健康状态一般的人 • 不需要改变饮食结构，对日常生活影响小	燃脂效果有限，激活自噬和深度修复作用较弱	• 晚餐应尽量提前，保证睡觉前有足够的消化时间 • 适合用作断食的过渡或辅助方式

131

附录2 断食周期食谱推荐

断食前1~3天食谱推荐	第一天	早餐：燕麦粥配苹果片（P45）
		午餐：蒸蔬菜沙拉（P45）
		晚餐：清淡南瓜汤（P46）
	第二天	早餐：低脂酸奶+蓝莓（P46）
		午餐：鸡胸肉沙拉+全麦面包（P47）
		晚餐：番茄浓汤（P48）
	第三天	早餐：水煮蛋+全麦面包（P49）
		午餐：鳕鱼配蔬菜+糙米饭（P49）
		晚餐：紫菜豆腐汤（P50）
断食期食谱推荐	第一天	早餐（10:00）：牛油果全麦面包+煮鸡蛋（P66）
		午餐（14:00）：清炒五彩鲜蔬+米饭（P67）
		晚餐（18:00）：紫菜蛋花汤（P68）
	第二天	早餐（10:00）：全麦面包+牛奶（P68）
		午餐（14:00）：清蒸三文鱼+蒸西蓝花+藜麦饭（P69）
		晚餐（18:00）：香菇蔬菜汤（P70）
	第三天	早餐（10:00）：燕麦坚果粥（P70）
		午餐（14:00）：煎鸡肉卷（P71）
		晚餐（18:00）：紫薯椰奶羹（P72）
	第四天	早餐（10:00）：水煮蛋+牛奶（P72）
		午餐（14:00）：橄榄油煎鳕鱼+米饭（P73）
		晚餐（18:00）：番茄菠菜鸡肉面（P74）
	第五天	早餐（10:00）：低脂酸奶+草莓+奇亚籽（P74）
		午餐（14:00）：荷兰豆炒虾仁+糙米饭（P75）
		晚餐（18:00）：蔬菜浓汤（P76）
	第六天	早餐（10:00）：玉米糊+煮鸡蛋（P76）
		午餐（14:00）：烤鸡胸肉+炒时蔬+糙米饭（P77）
		晚餐（18:00）：豆芽豆腐汤（P78）
	第七天	早餐（10:00）：牛油果三明治+黑咖啡（P78）
		午餐（14:00）：煎抱子甘蓝+意大利面（P79）
		晚餐（18:00）：玉米排骨汤（P80）

续表

复食期食谱推荐	第一天	早餐：大米粥 + 胡萝卜泥（P88）
		午餐：胡萝卜汤 + 蒸蛋羹（P89）
		晚餐：乌鸡汤 + 蒸南瓜（P90）
		加餐：少量坚果（P91）
	第二天	早餐：大米粥 + 鸡蛋（P91）
		午餐：海白菜豆腐汤 + 清蒸鱼（P92）
		晚餐：大米粥 + 西蓝花炒虾仁（P93）
		加餐：苹果（P94）
	第三天	早餐：燕麦粥 + 莓果（P94）
		午餐：蔬菜汤 + 鸡胸肉沙拉（P95）
		晚餐：糙米饭 + 清蒸鱼（P96）
		加餐：无糖酸奶（P96）
	第四天	早餐：杂粮粥 + 全麦吐司（P97）
		午餐：蔬菜牛肉汤 + 糙米饭（P98）
		晚餐：烤鸡胸肉 + 炒西蓝花（P99）
		加餐：无糖酸奶 + 坚果（P99）
	第五天	早餐：红薯小米粥 + 水煮蛋（P100）
		午餐：清炒空心菜 + 蒸红薯（P100）
		晚餐：海鲜汤（P101）
		加餐：无糖酸奶 + 葡萄干（P101）
	第六天	早餐：水果燕麦粥（P102）
		午餐：番茄炒蛋 + 糙米饭（P103）
		晚餐：鸡肉清汤（P104）
		加餐：坚果 + 椰子水（P104）
	第七天	早餐：烤红薯（P105）
		午餐：三文鱼沙拉 + 糙米饭（P105）
		晚餐：冬瓜牛肉汤（P106）
		加餐：无糖酸奶 + 新鲜水果（P106）

附录3　常见低GI食材

食材	GI值	食材	GI值
燕麦麸	55	李子	24
玉米	55	苹果	36
黑麦	34	樱桃	22
荞麦	54	柚子	25
黑米（煮粥）	42	梨	36
黄豆	18	桃	28
绿豆	27	鸡胸肉	—
扁豆	38	鳕鱼	—
豆腐	32	鸡蛋	—
菠菜	15	酸奶	48
西蓝花	15	牛奶（全脂）	27
黄瓜	15	牛奶（脱脂）	32
番茄	15	花生	14
胡萝卜	39	腰果	25

注：
1. 低GI（血糖生成指数）食物指的是GI值在55以下的食物，相较于高GI食物，它们能更缓慢地影响血糖水平，减少胰岛素波动，帮助维持能量稳定。
2. 数据来源：综合《中国食物成分表（第6版）》及权威医学文献，GI值为典型烹饪方式下的参考值。
3. 烹饪影响：GI值可能因加工方式发生变化。

附录4　断食期推荐食材

食材	膳食纤维（g）	蛋白质（g）	脂肪（g）
谷物类			
糙米	3.4	7.7	2.7
藜麦	6.5	14.0	6.0
燕麦	6.0	10.1	0.2
荞麦	6.5	9.3	2.3
肉蛋奶类			
鸡胸肉	0.0	24.6	1.9
鳕鱼	0.0	20.4	0.5
金枪鱼（水浸）	0.0	23.5	0.6
鸡蛋（煮）	0.0	12.1	10.5
虾仁	0.0	20.8	0.6
低脂酸奶	0.0	2.7	1.9
牛奶	0.0	3.3	3.6
蔬菜类			
西蓝花	—	3.5	0.6
番茄	—	0.9	0.2
菠菜	1.7	2.6	0.3
荷兰豆	1.4	2.5	0.3
抱子甘蓝	—	3.5	0.2
香菇	3.3	2.2	0.3
其他类			
牛油果	2.1	2.0	15.3
橄榄油	0.0	—	99.9
核桃	9.5	14.9	58.8

注：
1. 数据均以每100克可食部分为基准。
2. 数据来源：《中国食物成分表（第6版）》等权威资料。
3. 高脂食材：如牛油果、核桃、橄榄油，虽脂肪含量高，但以健康不饱和脂肪酸为主，可以适量摄入。

附录5　复食期推荐食材

食材	碳水化合物（g）	蛋白质（g）	维生素/矿物质（特色含量）
谷物类			
糙米	75.0	7.7	B族维生素、钾、镁、硒
燕麦	77.4	10.1	膳食纤维、镁、铁、钾
小米	75.1	9.0	钾、镁
肉蛋奶类			
鸡胸肉	0.6	24.6	钾、硒、烟酸
鸡蛋	2.4	13.1	维生素A、胆碱、硒
三文鱼	0.0	17.2	烟酸、镁、硒
虾仁	27.7	20.8	锌、钾、硒
酸奶	12.9	2.8	钙、B族维生素
牛肉（瘦）	1.3	21.3	铁、锌
蔬菜类			
胡萝卜	8.1	1.0	胡萝卜素、钾
西蓝花	3.7	3.5	维生素C、胡萝卜素、钾
南瓜	5.3	0.7	钾、胡萝卜素
空心菜	4.0	2.2	维生素C、钙、钾、铁
番茄	3.3	0.9	维生素C、番茄红素、钾
冬瓜	2.4	0.3	钾
海带	2.1	1.2	碘、钙
其他类			
松子仁	12.2	13.4	维生素E、镁、钾
苹果	13.7	0.4	维生素C、钾
草莓	7.1	1.0	维生素C、钾
葡萄干	83.4	2.5	铁、钾、镁

注：
1. 数据均以每100克可食部分为基准。
2. 数据来源：《中国食物成分表（第6版）》等权威资料。
3. 特色营养元素：优先标注食材中含量突出或具功能性的成分。
4. 烹饪建议：复食期以清淡、易消化的烹饪方式为主（如蒸煮、凉拌）。